小儿外科临床护理病例

精解

主　审　张琳琪

主　编　张凤云　曲　斌

副主编　马　静　王雪静　张泊宁

编　者 （以姓氏笔画为序）

马　静　王　宁　王　瑞　王卫英　王亚楠　王雪静

曲　斌　任　寒　李　莉　杨溪洋　何久智　宋　婧

张凤云　张泊宁　张晓玲　陈　征　翟士芬　魏　楠

人民卫生出版社

·北京·

图书在版编目（CIP）数据

小儿外科临床护理病例精解 / 张凤云，曲斌主编
. — 北京：人民卫生出版社，2022.11
ISBN 978-7-117-33156-2

Ⅰ.①小… Ⅱ.①张… ②曲… Ⅲ.①儿科学–外科
学–护理学–病案 Ⅳ.①R473.72

中国版本图书馆 CIP 数据核字（2022）第 088056 号

人卫智网	www.ipmph.com	医学教育、学术、考试、健康， 购书智慧智能综合服务平台
人卫官网	www.pmph.com	人卫官方资讯发布平台

小儿外科临床护理病例精解

Xiao'er Waike Linchuang Huli Bingli Jingjie

主　　编：张凤云　曲　斌
出版发行：人民卫生出版社（中继线 010-59780011）
地　　址：北京市朝阳区潘家园南里 19 号
邮　　编：100021
E - mail：pmph @ pmph.com
购书热线：010-59787592　010-59787584　010-65264830
印　　刷：廊坊一二〇六印刷厂
经　　销：新华书店
开　　本：850×1168　1/32　印张：9
字　　数：226 千字
版　　次：2022 年 11 月第 1 版
印　　次：2022 年 12 月第 1 次印刷
标准书号：ISBN 978-7-117-33156-2
定　　价：49.00 元

序 1

　　儿童健康关系着家庭幸福、社会稳定和民生发展,是全民健康的重要基石,是衡量社会文明进步的标尺,是民族可持续发展的前提。推进儿童健康事业发展,对于提高全民健康素质、构建和谐社会、建成社会主义现代化强国、实现中华民族伟大复兴具有十分重要意义。《"健康中国2030"规划纲要》也明确提出实施儿童健康计划。经过80年的发展,首都医科大学附属北京儿童医院建立了完善的儿科医疗卫生服务体系,作为国家儿童医学中心承担着疑难重症诊疗和护理、国家应急救援、人才培养等任务,在改善和提升儿童健康方面发挥着主力军作用。

　　近年来小儿外科获得了长足发展,专业分支越来越细化,从儿童普通外科逐步衍生出儿童泌尿外科、骨科、心胸外科、烧伤整形外科、肿瘤外科、耳鼻咽喉-头颈外科、神经外科等多个亚专业学科。随着小儿外科的新技术、新业务不断涌现,对临床护理工作的要求也越来越高,护理人员的专科水平和临床护理技能均需不断提高。为了更好地贯彻落实《"健康中国2030"规划纲要》、全面践行《健康儿童行动提升计划(2021—2025年)》,北京儿童医院值此建院八十周年之际,推出《小儿外科临床护理病例精解》。

　　《小儿外科临床护理病例精解》的编写汇聚了我院诸多医疗、护理专家的力量，坚持科学、专业、创新，理论与实践相结合。采用典型案例引入，以一问一答和知识链接的形式，将小儿外科疾病中常见的护理问题和护理措施有机贯穿于其中，引导读者建立临床思维，提高临床观察、分析、判断、解决问题的能力，从而为患儿提供更加安全、精准、高效、专业的护理服务。

　　首都医科大学附属北京儿童医院作为国家儿童医学中心，在全国范围内广泛传播"全国儿科是一家"的理念，实现专家、临床、科研、教学优势资源共享。希望本书为广大小儿外科护理人员临床工作提供借鉴，促进护理整体业务水平的不断提高，为小儿外科护理事业发展，不断努力前行，开启新征程。

首都医科大学附属北京儿童医院　院长

2022 年 5 月

序 2

我国小儿外科专业随着中华人民共和国的成立而诞生。1950年8月，中国小儿外科创始人之一、中国工程院院士张金哲教授，首次创立了小儿外科这一科室。70多年以来，小儿外科专业快速发展，从单一学科发展为普外、泌尿、肿瘤、骨科、心脏外科、烧伤整形、耳鼻咽喉头颈外科等多个学科，并建立了成熟的医、护、教、研、防医学体系，得到了广泛认可。

儿童具有不断发育完善的动态特点，往往病情变化快、症状或体征不典型，且患儿不会准确描述病情，不能很好地与医护人员配合，导致小儿外科医疗、护理工作内容多、难度大、要求高。北京儿童医院小儿外科在张金哲院士的带领下，从无到有，从小到大，已成为专业齐全的小儿外科中心。伴随着小儿外科医疗的飞速发展，北京儿童医院护理团队以护佑儿童健康为使命，薪火相传，砥砺奋进。经过数十年的不懈努力，已经形成了具有先进理念、扎实技术的循证型护理团队。

目前，小儿外科护理参考书籍相对匮乏，为了满足小儿外科护理工作者对专业书籍的需求，北京儿童医院护理部组织各外科部门的护理专家和骨干编写了这本《小儿外科临床护理病例精解》。该书坚持科学性、实用性和可读性相结合的原则，在回顾临床真实案例的同时，采用一问一答的形式，生动地介绍了针对该病例提出的护理问题，并阐述了国内外最新的护理理念和护理措施。全书逻辑清晰、简明扼要，对于提高广大小儿外科护士的专科理论水平和临床工作能力有很大帮助。希望此书能起到抛砖引玉的作用，成为全国护理同仁的良师益友。

值此首都医科大学附属北京儿童医院八十周年华诞之际，希望此书能够为全国广大护理工作者，特别是小儿外科护理人员，在临床护理、教学、科研等方面提供借鉴，为我国护理事业的发展贡献一份力量。

首都医科大学附属北京儿童医院　护理部主任

张琳琪

2022 年 5 月

前言

小儿外科学作为儿科学的重要分支，发展日新月异，分科越来越细化，疾病治疗种类越来越多，相关医学理论和诊疗护理知识不断更新。由于儿童的生理特点与成人有所不同，且具有病情发展快、复杂性高和护理难度大等特点，这就需要儿科护士对患儿的病情进行更加细致、专业、系统的观察，护理质量的高低直接影响最终治疗效果。

目前，国内系统且全面的小儿外科临床护理参考书籍比较匮乏。为了促进护理人员在临床工作中能更好地实施科学、有效的针对性护理措施，不断提升小儿外科护理专科水平，首都医科大学附属北京儿童医院各外科部门共同编写此书。本书力求贴近临床、实用严谨，以临床病例为依托，介绍了小儿基本外科，烧伤整形外科、肿瘤外科、耳鼻咽喉头颈外科、神经外科、胸外科、心脏外科、泌尿外科、骨科常见疾病涉及的护理问题、护理方法及护理措施等，并通过问题思考的方式呈现，以此激发读者阅读兴趣，拓展护理思维，满足广大护理工作者的学习需求。

本书适合小儿外科及相关专业护理人员使用。由于时间仓促，编者水平有限，不足之处，恳请读者批评指正，以便更好地完善本书。

张凤云　曲斌

2022 年 4 月

目录

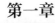

第六章

胸外科疾病案例 / 155

第七章

心脏外科疾病案例 / 176

第八章

泌尿外科疾病案例 / 219

第九章

骨科疾病案例 / 245

参考文献 / 276

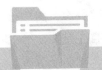

第一章

基本外科疾病案例

案例一 先天性巨结肠

病例介绍

一般资料：患儿，男，6个月，婴儿期。

主诉：排便困难6个月。

现病史：患儿出生后24小时内排出胎便，量少。出生后第2天患儿纳奶后伴有腹胀，未排大便。于当地医院就诊，因"肠炎"于当地医院住院治疗，住院治疗期间患儿无自主排便，给予开塞露后可排便，后每天行扩肛治疗，患儿症状未见明显缓解。患儿3月龄时，于当地医院行下消化道造影，诊断"先天性巨结肠"，建议每天行结肠灌洗治疗，6月龄时行手术治疗。患儿每天行结肠灌洗后仍无自主排便，为进一步行手术治疗，去医院就诊，以"先天性巨结肠"收入院。患儿自发病以来，精神状态可，食欲食量可，小便可。

入院查体：T 36.5℃，P 126次/min，R 26次/min，神志清楚，精神反应可。腹膨隆，未见胃肠型及蠕动波，腹软，无压痛，无反跳痛及肌紧张，未触及包块，叩诊鼓音，移动性浊音阴性，肠鸣音2次/min。肛门指检：小指进入肛门、直肠可及裹手感，拔指无大便排出。

实验室及其他检查：

实验室检查：白细胞：8.61×10^9/L；中性粒细胞：13.6%；血红蛋白87g/L。

下消化道造影（巨结肠）：经肛门插管注入钡剂，结肠依次充盈，乙状结肠近端以上肠管扩张，乙状结肠中段以下肠管呈痉挛状态，扩张段与痉挛段间呈漏斗状，拔管后半小时复查，大部分钡剂未排出。

直肠肛管测压：显示肛门直肠抑制反射不存在。

诊疗经过：入院后立即完善术前检查及术前准备，给予回流式结肠灌洗，未见明显手术禁忌证。于入院后第 8 天全麻下行经腹经肛门先天性巨结肠改良根治术，术中切除肠管约 63cm（痉挛段 14cm、移行段 3cm、扩张段肠管 46cm），手术顺利，术后安返时，生命体征平稳。术后给予抗生素预防感染，静脉输注人血白蛋白，新鲜冰冻血浆，奥美拉唑抑酸、保护胃黏膜，防止应激性溃疡，补液、半导体激光照射肛周伤口促进伤口愈合，随时清洁肛周皮肤，并用皮肤保护膜外用保护肛周皮肤，预防粪水性皮炎发生。患儿于术后第 9 天无不适症状出院。

┌ 问题 ┐

1. 患儿住院清洁灌肠期间的饮食应注意哪些？

清洁灌肠期间的饮食应给予高热量、高蛋白、富含维生素、少渣或无渣的半流食。较小患儿可以食用牛奶、酸奶、鸡蛋羹、蔬菜汁和土豆泥等，较大患儿可添加食用肉、鱼，米饭和少渣面食。进食的蔬菜、水果应榨汁过滤后饮用，防止果皮等有渣食物摄入，因其在洗肠时易造成肛管堵塞，导致反复置管引起患儿不适。

2. 巨结肠清洁灌肠的要点有哪些？

①洗肠前认真查看患儿的下消化道造影结果，了解肠管走形及狭窄情况，评估患儿的基本情况及配合度，准备洗肠用物；②选择合适的肛管，插管时动作轻柔，避免暴力插管，插管深度以肛管前端超过巨结肠痉挛段到达为宜，达到洗肠目的；③顺时针揉腹部，同时调节肛管置入深度，以最佳位置洗出肠内积存的气体及粪便，同时观察患儿病情变化和粪便的颜色、气味、性质及量；④灌肠液温度以 39～41℃ 最佳，使用生理盐水，每天 1

次，灌肠量为 90～110ml/kg，如患儿腹胀、粪便多时通知医生增加洗肠次数或灌肠液量，灌肠过程中应保持出入液量的平衡。

3. 巨结肠最常见的并发症——小肠结肠炎的灌肠及护理有哪些?

小肠结肠炎是巨结肠患儿术前、术后最主要、最常见的并发症。饮食不当、积存粪便产生有害菌对肠道刺激等原因均会造成其发生。术后小肠结肠炎发生率为 10%，也是最严重的并发症，其原因是内括约肌痉挛，造成功能性肠梗阻，导致近端肠管的感染和炎症。其主要表现为持续高热、呕吐、腹胀、腹泻，以及做肛检时有大量腥臭味粪便和液体排出。小肠结肠炎的预防在于及早发现，全身抗感染、清洁灌肠、局部药物保留灌肠，可获得有效治疗的效果。治疗期间应注意观察患儿生命体征变化，禁食补液，因发热、腹泻引起的脱水、肛周粪水性皮炎等症状对症处理。

4. 巨结肠手术伤口如何护理?

因手术切口是在肛门直肠齿状线上 0.5cm 左右，最容易发生伤口感染，除了术后常规应用抗生素预防感染外，会阴部的局部护理也不可忽视。患儿术后应采取仰卧蛙式位，双下肢分开，臀部垫起，利于充分暴露会阴及肛门，便于清洁。每天使用生理盐水棉球蘸干肛门流出的分泌物及粪便，做到随时清洁，保持会阴部及肛周伤口干燥，可辅助半导体激光照射，以达到促进伤口愈合，减轻水肿及预防伤口感染的目的。

5. 患儿术后会出现哪些排便异常的情况?

（1）术后排便功能的改变：术后早期患儿多有稀便及排便次数多的现象，一般为 8～10 次/d，有时可达 10～15 次/d。正确护理如下：①指导患儿家长合理调节饮食，如合理调配配方奶，辅食添加等；②必要药物的辅助治疗，以调整肠道菌群、控制腹泻，改善肠功能；③做好肛门伤口护理，尽量暴露肛门周围皮肤，保持局部皮肤及床单位的清洁、干燥；④进食高热量、高蛋白、富含维生素、少渣半流食。

（2）术后约有10%患儿会出现便秘，原因主要有：①狭窄段切除不够，需再次手术治疗；②吻合口狭窄，主要由于吻合口挛缩和术中缝线过密，致瘢痕肥厚，造成吻合口狭窄，造成粪便长期潴留结肠内；③近端扩张肠管切除不够，主要见于长段型巨结肠症和乙状结肠略短的巨结肠，少量可保守治疗缓解症状，但绝大多数需再次手术治疗；④内括约肌痉挛，术中盆腔广泛游离，影响了内括约肌血供，造成内括约肌缺血挛缩；⑤肠炎反复发作，术后小肠结肠炎反复发作，肠壁神经节细胞变性、退化，肠管蠕动功能丧失，梗阻与肠炎互为因果，导致便秘复发。

6. 先天性巨结肠患儿术后为什么需要进行扩肛？

术后对患儿进行规律性扩肛治疗，可有效避免吻合口及肛门狭窄的发生，也能刺激排便，有利于结肠排空，是培养形成规律性排便习惯的关键。

7. 扩肛治疗开始的时间和方法是什么？

扩肛治疗一般在手术后2周开始，根据患儿的手术伤口愈合情况开始扩肛治疗。每天定时、定人对患儿进行扩肛1～2次，持续时间为15分钟。扩肛时患儿年龄小不能配合需要另一位家长辅助固定患儿，防止患儿扭动或发生意外事件。操作时患儿应取仰卧蛙式位，操作者左手分开会阴部，右手持扩肛器用石蜡油润滑后，水平插入肛门6～8cm，停留15分钟后取出，清洁排出的粪便及肛周皮肤，扩肛操作结束。一般扩肛操作需要坚持半年或一年。

8. 扩肛器型号递增的方法及注意事项有哪些？

    扩肛器起始型号是术后2周时，根据患儿术后伤口愈合后，医生行肛门指诊确定的，再根据患儿年龄决定扩肛器的结束型号。开始扩肛用起始型号每天扩肛，坚持到第7天时，先用之前的型号扩肛器扩5分钟后取出，另取递增一型号的扩肛器同样方法扩肛完成剩余10分后取出，次日，用新型号扩肛器完成扩肛，以此类推，在同一型号扩肛完成5~7天或操作者感到进扩肛器裹感轻松时便可递增下一型号，在递增型号时可能会出现少量出血，不必惊慌。扩肛操作时安抚患儿，分散注意力，防止患儿扭动影响操作顺利进行；操作人员动作熟练、轻柔，避免因暴力操作引起吻合口漏、肛门撕裂出血等情况发生。严格按要求进行扩肛治疗，如有异常出现立刻就医治疗。术后3个月时专业门诊复查。

专科知识

先天性巨结肠病理分型

    根据无神经节细胞肠段（狭窄段）的范围分为以下五类：

    普通型（常见型）巨结肠（75%）：狭窄段局限于直肠、乙状结肠。

    短段型巨结肠（8%）：狭窄段局限于直肠中、远段。

    长段型巨结肠（14%）：狭窄段累及降结肠甚至升结肠。

    全结肠型巨结肠：很少，狭窄段累及整个结肠和末端30cm以内回肠。

    全肠型巨结肠：狭窄段累及全部结肠及末端30cm以上回肠。

评价

    先天性巨结肠明确诊断后应尽早手术治疗，术前进行结肠灌洗，可以清除患儿肠道内积存的粪便，减轻腹胀，促进食欲，改善营养状况，为手术成功奠定基础。术后严密观察病情变化，正确的管路固定、肛门护理、营养支持、预防并发症及扩肛治疗等，可以促进患儿早日康复。

案例二 先天性肠旋转不良

病例介绍

一般资料：患儿，男，6岁，学龄前期。

主诉：间断进食后腹部不适伴呕吐3年余。

现病史：患儿入院前3年余，无明显诱因出现进食后腹部不适伴呕吐，呕吐无规律间断发生，呕吐物多为黄色液体性状，呕吐后口渴。曾于当地医院就诊，查腹部超声，未明确诊断。因间断腹部不适、呕吐不适持续发作，于入院前2周就诊于某医院，行上消化道造影检查，提示"肠旋转不良"，建议手术治疗。患儿饮食一般，大小便正常，无短期内体重明显增减。

入院查体：T 36.7℃，P 93次/min，R 21次/min，BP 103/61mmHg，发育正常，营养良好。腹稍膨隆，无胃肠型及蠕动波，腹软，无明显压痛及反跳痛，未及包块，未及振水音，移动性浊音（-），肠鸣音无明显减弱或亢进。

实验室及其他检查：

消化道超声：肠旋转不良，局部系带压迫，空腹时未见梗阻现象，饮水后局部十二指肠淤张。

外院上消化道造影：提示肠旋转不良。

诊疗经过：门诊已完善相关术前常规检查，手术指征明确，于入院第2天行腹腔镜探查+拉德手术（Ladd手术）。术后给予禁食水，持续胃肠减压，补液及抗感染治疗。术后第3天拔除胃管，少量饮水后出现呕吐，量少，术后肠功能恢复慢；术后第 5 天给予流食，未出现呕吐等现象，逐渐过渡到半流食，进食后耐受良好，无腹痛、呕吐等不适现象，复查血常规、腹部超声未见异常，于术后第 12 天出院。

问题

1. 该患儿术前护理应注意哪些方面？

①监测患儿生命体征，严密观察病情变化，如出现精神萎靡、呕吐频繁、腹胀加重、血便、发绀、发热、四肢发凉、皮肤发花等表现，常提示合并中肠扭转、肠坏死、肠穿孔、腹膜炎，应及时告知医生；②给予禁食与胃肠减压是治疗本病的必备条件，如患儿术前呕吐频繁、腹胀等表现，通过吸出胃肠道内的气体和液体减轻腹胀，减少呕吐，以免发生误吸，同时也为手术做准备；③术前 1 天常规皮肤准备，手术当天常规术前使用抗生素；④术前向患儿家长进行宣教及心理护理，包括禁食水、备皮及放置胃管的目的和重要性，解释术后早期活动的意义，指导卧位、翻身方法等。

2. 患儿术后回病室后的护理需要注意哪几个方面？

①呼吸道护理：患儿术后安返病房后，责任护士与麻醉师交接并了解麻醉方式、术中情况等。采取去枕平卧位，头偏向一侧，给予氧气吸入，保持呼吸道通畅。如血氧饱和度小于 90%，应及时报告医生并查找原因。②管道护理：妥善固定，标识清晰，保持管路的通畅，避免受压、扭曲、打折，观察并记录引流液的颜色、量及性状。③伤口护理：密切观察伤口敷料有无渗液、渗血等。④补液支持：根据医嘱合理控制输液速度，严格执行无菌操作规程。⑤观察术后排尿情况，防止尿潴留。

3. 留置胃管期间应注意什么?

应保持胃肠减压管路通畅,避免折叠、扭曲,记录外露长度,妥善固定,避免管路脱出;观察胃液的颜色、量及性状,准确记录24小时出入量,胃液量过多时及时告知医生,给予补液;胃肠减压期间做好口腔护理,如鼻腔干燥,可适当涂抹石蜡油,以缓解干燥;给予患儿及家长健康宣教及心理护理。

4. 如患儿术后出现腹痛,应如何处理?

首先,评估患儿疼痛程度,严密观察疼痛变化情况,观察腹痛的性质,部位、程度,有无恶心、呕吐、停止排气排便的症状。注意观察腹部体征,有无压痛、反跳痛、腹肌紧张等腹膜刺激征表现。如术后伤口疼痛,可协助患儿采取有利于减轻疼痛的体位,分散患儿注意力,必要时遵医嘱合理使用止痛类药物,在未明确疼痛原因前禁止使用止痛类药物。

5. 术后患儿出现呕吐,应注意观察什么?

患儿出现呕吐时,应稳定患儿及家长情绪,协助取合适体位,头偏向一侧,防止误吸。观察呕吐物质的量、色、性质并做好记录,及时告知医生,严重呕吐时注意观察患儿有无少尿口渴、皮肤黏膜干燥等脱水现象,应遵医嘱及时补液。

6. 针对本例患儿最常见的术后并发症有哪些?应如何避免并发症的发生?

此患儿最常见的并发症有肠梗阻、肠扭转复发。

(1)肠梗阻:为肠旋转不良最常见的并发症,术后应鼓励患儿尽早下床活动,促进肠蠕动,保持大便通畅,注意观察有无呕吐、腹胀、停止排气、排便等表现。

（2）肠扭转复发：由于术后肠系膜根部相对游离且与后腹膜附着性差，活动度大。加之术中松懈不彻底，术后空肠在右上腹部稳定性差，仍有可能术后再次发生肠管扭转。术后患儿应避免剧烈运动，进食流质易消化饮食，若术后患儿出现不明原因的呕吐应行腹部立位平片及钡剂灌肠以除外完全性肠梗阻。及时处理，必要时再次手术，避免发生肠坏死。

7. 患儿出院，应给予哪些出院指导？

患儿出院后应给予富含营养、易消化的饮食，少量多餐进食，忌生、冷、黏、硬等多种不易消化的食品，忌暴饮暴食。保持伤口敷料干燥，伤口未愈合前忌过早浸浴。伤口愈合时忌用手抓，以防伤口感染、裂开。如发现伤口红、肿、裂开应及时就诊。注意观察腹部情况，如出现腹胀、呕吐、排便困难等情况，应及时复诊，防止肠粘连的发生。尽量少去公共场所，防止呼吸道感染。术后 2 周门诊复查腹部 B 超。

┌ 专科知识 ┐
肠旋转不良的临床症状

1. 呕吐 是先天性肠旋转不良最常见的症状。慢性部分梗阻时，呕吐呈间歇性，约 80% 以上患儿呕吐物含大量胆汁；急性完全梗阻时，呕吐持续而频繁，伴有脱水、消瘦及便秘；若并发中肠扭转，患儿有较为严重的喷射性呕吐，呕吐物中可含有血性物，亦可排出大量血便，并出现休克症状。

2. 腹痛 下腹部局部疼痛，表现为阵发性，压痛局限于一点。

3. 腹胀 大部分肠梗阻时腹胀不明显，由于中肠扭转出现绞窄性肠梗阻时，腹胀呈现弥漫性膨胀。

评价

患儿住院期间，术后禁食水阶段，遵医嘱给予静脉高营养支持，胃液量较多时，遵医嘱给予正确的补液，未发生脱水及电解质紊乱情况；术后妥善固定引流管，确保引流通畅，未发生管路滑脱等不良事件。拔除胃管后饮食逐渐过渡，症状好转，顺利出院。

对于肠旋转不良术前术后，都应警惕中肠扭转的发生，一旦患儿出现频繁呕吐；腹痛由间断性变为持续性，并不断加重；腹腔穿刺可见血性腹水，应立即完善相关检查，必要时急诊手术。护理人员在患儿住院期间应及时准确判断患儿的病情变化，并及时作出处理，才能确保患儿住院期间的安全。

案例三　梅克尔憩室

病例介绍

一般资料：患儿，男，1岁，幼儿期。

主诉：间断性排果酱样便3次。

现病史：患儿1个月前无明显诱因排大量果酱样便1次，入院前2天患儿出现呕吐1次，呕吐物为胃内容物，并再次排大量果酱样便1次，于当地医院给予禁食水，注射用奥美拉唑钠保护胃黏膜静脉滴注，止血补液对症处理后，到医院急诊就诊。自发病以来，患儿食欲、睡眠可，精神反应可，小便基本正常。

入院查体：T 37.4℃，P 106 次 /min，R 22 次 /min，BP 96/52mmHg，发育正常，营养良好，贫血面容，自主体位，神志清楚，腹平坦，未见胃型、肠型，无腹壁静脉曲张，腹壁柔软，全腹无压痛、反跳痛，未触及包块，墨菲征阴性。肠鸣音无亢进或减弱，未闻及血管杂音。

实验室及其他检查：

腹部 B 检查示：右上腹可见一异常形态的肠襻，一端呈盲端，一端与小肠相通，大小约 2.0cm×1.0cm×1.0cm，壁较厚约 0.3cm，周围系膜未见明显肿胀。右下腹可见阑尾显示，外径 0.4cm，无明显肿胀，未见脓肿或具体包块。未见同心圆征象，未见异常扩张积液肠襻。胰腺不肿。

血常规＋CRP：白细胞 $4.9×10^9/L$，血红蛋白 83g/L，中性粒细胞百分率 61.6%，淋巴细胞百分率 33.7%，嗜酸细胞百分率 0.2%。

诊疗经过：入院时立即完善术前检查及准备，给予注射用头孢哌酮舒巴坦钠及甲硝唑氯化钠注射液抗感染治疗，糖盐钾补液治疗，于当天急诊行腹腔镜梅克尔憩室切除术。术后第 1 天，患儿病情平稳，体温正常，腹部敷料干洁，遵医嘱给予禁食水、胃肠减压及抗生素抗感染治疗。术后第 2 天胃液可见咖啡色胃液，继续给予禁食水、胃肠减压，注射用奥美拉唑钠静脉滴注保护胃黏膜，防止应激性溃疡。术后第 4 天拔除胃管，腹部敷料干结，给予患儿少量饮水。术后第 5 天起，逐渐予饮食小儿佳膳到自备奶。术后第 9 天，复查血常规、生化全项及腹部 B 超结果未见异常，当天出院。

问题

1. 该患儿出现血便时，主要的护理要点是什么？

观察患儿大便次数，便血量及颜色变化：如大便为鲜红色提示有活动性出血，如大便为黑色或暗红色提示是残存血便排出。密切观察患儿生命体征，精神状态，神志变化，有无贫血貌。如面色苍白、表情淡漠提示出血多有失血性休克的危险，及时通知医生，做好抢救准备。定期给予患儿查血常规，观察患儿血红蛋白的变化。

2. 腹腔镜手术前放置胃肠减压的目的是什么？

可将积聚在胃肠道内的气体、液体吸出，降低胃肠道内压力，减轻腹胀，防止发生误吸或者窒息。

3. 对于梅克尔憩室贫血的患儿应如何观察？

应密切观察患儿生命体征变化，排便的次数、性质、量的改变；有无贫血表现，遵医嘱复查血常规、血红蛋白、红细胞数值。

4. 患儿术后胃肠减压期间如何进行观察及护理？

术后为促进吻合口愈合及消化道功能的恢复，应遵医嘱予以禁食水、胃肠减压。应保持胃肠减压管路通畅，避免折叠、扭曲，记录外露长度，妥善固定，避免管路脱出，随时要观察患儿胃管的颜色、性质、量。每天更换胃肠减压器避免造成感染。如出现咖啡色，首先降低胃肠减压的压力，遵医嘱应用奥美拉唑钠静脉滴注治疗保护胃黏膜。根据患儿丢失液应及时补充，避免造成脱水及电解质紊乱。如出现鲜血色，要立即通知医生，给予对症处理。胃肠减压期间做好口腔护理，如鼻腔干燥，可适当滴石蜡油缓解干燥；给予患儿及家长健康宣教及心理护理。

5. 针对本例患儿腹腔镜手术后，常见并发症有哪些？应如何护理？

常见的并发症有出血、切口感染和肠梗阻。

（1）出血：①密切观察患儿生命体征变化；②观察胃肠减压引流液的颜色，观察大便颜色，次数及量，术后遵医嘱给予止血药避免出血；③定期查血常规。

（2）切口感染：①术后常规使用抗生素预防感染，定时测量体温，保持伤口清洁干燥，定期换药；②避免伤口沾水，保持伤口清洁干燥，严格无菌操作，避免感染；③做好病房通风，避免潮湿的环境滋生细菌引发感染。

（3）肠梗阻：①应给予患儿循序渐进饮食，多吃膳食纤维丰富的食物，鼓励并协助患儿尽早下床活动，促进肠蠕动的恢复，保持大便通畅；②密切观察患儿腹部情况，有无腹胀，如出现腹胀、腹痛、呕吐，应及时通知医生，给予相应处理。

6. 针对该患儿，应如何做好饮食指导？

应指导患儿家属正确喂养，忌食生、冷、硬、黏等不消化的饮食，忌暴饮暴食。宜食营养丰富、高维生素、易消化吸收的食物。应遵循循序渐进的原则，不可操之过急，要少量多餐，不要暴饮暴食，按流食、半流质饮食、普食顺序逐渐过渡。

7. 针对该患儿，应如何做好出院宣教？

保持腹部伤口敷料干洁，一周内避免伤口沾水，如有渗血、渗液及时来医院就诊。合理饮食，饮食种类循序渐进，给予富含营养易消化饮食，少量多餐进食，忌暴饮暴食。注意饮食及个人卫生，保持大便通畅。若发现腹胀、腹痛及呕吐的不适症状，及时来医院就诊。注意保暖。尤其是换季时，避免诱发上呼吸道感染。出院后按时来医院复查。

专科知识

梅克尔憩室与其他疾病疼痛部位及血便的对比

	梅克尔憩室	阑尾炎	肠套叠	结肠息肉
腹痛部位	脐部周围	右下腹	无固定位置	无腹痛
血便颜色	柏油样便	无血便	果酱样便、无明显粪质	鲜血便
检查	B超($^{99}Tc^m$高碳酸盐的平面闪烁扫描)	急腹症B超	急腹症B超	小儿肠镜

评价

患儿住院期间，通过术后密切观察生命体征的变化，做好管路的护理，给予抗生素、补液及营养支持等治疗，未发生术后并发症，恢复良好，顺利出院。因为梅克尔憩室临床发病表现不典型，容易与其他急腹症误诊或漏诊。对于梅克尔憩室患儿的观察，应结合患儿的B超结果、腹胀的情况及血常规的变化综合考虑患儿是否发生病情进展，需要护理人员专业、细心、及时的观察及处理，才能确保患儿住院期间的安全。

案例四　肠梗阻

病例介绍

一般资料：患儿，男，10月龄，婴儿期。

主诉：小肠闭锁术后10个月，术后间断呕吐4月余。

现病史：患儿于生后第3天因"小肠闭锁"于某医院行"腹腔镜探查术＋肠切除吻合术"，术后母乳喂养，纳奶可，大小便正常。3个多月前开始添加辅食，间断出现呕吐，为黄色胃内容物，量约50ml，频率约为10d/次，食欲可，但适龄辅食进食量少，有排气排便。患儿自发病以来，神清，精神状态良好，食欲、睡眠情况良好，3个多月来体重不增。

入院查体：T 36.2℃，P 126次/min，R 23次/min，BP 90/40mmHg，发育欠佳，营养一般，正常面容，表情自如，自主体位，神志清楚，查体合作。

实验室及其他检查：

实验室检查：白细胞 13.18×10^9/L，中性粒细胞 76.9%。

消化道超声提示：上腹部近段空肠膜式狭窄。

光镜检查（病理回报）提示：符合小肠炎性狭窄，小肠炎，小肠糜烂。

诊疗经过：入院后立即完善术前检查及术前准备，于入院第6天行"腹腔镜探查术+空肠切除肠吻合术"。术后留置胃管及尿管，静脉滴注头孢哌酮钠舒巴坦钠 q.12h.，抗感染治疗，糖盐钾维持身体需要量。术后第2天，已排大便，伤口敷料完好，干燥无渗出。术后第5天，拔除尿管，已自行排尿。术后第10天，拔除胃管。术后第11天少量饮水饮奶，未见呛咳呕吐，耐受可，大小便可。术后第14天出院。

┌ 问题 ┐

1. 该患儿入院后病情观察的要点是什么？

患儿入院后查体无腹胀，有排气排便，但伴随呕吐，此为不完全性肠梗阻的表现。应立即予患儿禁食及胃肠减压，严密观察腹部情况及胃液的颜色、量、性质的变化，监测是否出现完全性肠梗阻腹胀、胃液量增加、排气排便停止等表现。

2.　该患儿术后麻醉未清醒前的护理要点有哪些？

麻醉未清醒前取平卧位，头偏向一侧，保持呼吸道通畅，以免误吸，同时给予氧气吸入、保暖，待麻醉清醒后 4～6 小时，生命体征平稳后可改为半卧位。

3.　该患儿术后留置哪些管路？应如何护理？

（1）术后应给予胃肠减压留置胃管，应保持通畅，妥善固定，防止自行拔出。待肠蠕动恢复，肛门排气、排便后，方可拔除胃管。减压期间每 2 小时用生理盐水冲洗胃管一次，防止胃内容物堵塞胃管，并准确记录胃液的色、性质及量，如有异常，及时通知医生处理。

（2）术后禁食期间必须保持静脉通路通畅，以便经静脉补充足够的水、电解质和营养来维持患儿的需要，同时要注意防止发生静脉炎，并严格掌握药物的配伍禁忌，以保护血管。

（3）术后留置导尿管，保证导尿管的通畅，做好管路固定，并准确记录尿液的色、性质及量，如有异常，及时通知医生处理。

4.　该患儿术前、术后心理护理及健康宣教有哪些？

向患儿家长耐心、详细讲解肠梗阻的起因、转归及预后等知识。如保守治疗无效，行手术治疗的必要性，患儿及其家长容易产生恐惧焦虑的情绪，除积极进行常规治疗外，医护人员应给予他们心理上的抚慰，增强他们战胜疾病的信心，以便更好地配合治疗。

5.　术后常见并发症有哪些？护理要点有哪些？除常规并发症护理外，还应针对性地进行哪些方面的护理？

针对本例患儿，常见的并发症有：腹腔感染、肠梗阻复发。

腹腔感染的护理要点：术前应用抗生素，术后监测生命体征的变化并应用抗生素，保持伤口敷料的清洁干燥，当伤口敷料污染时，及时换药；腹部伤口换药时，严格执行无菌操作。肠梗阻复发的护理要点：根据患儿情况，指导家长给予患儿腹部按摩促进肠蠕动，帮助患儿尽早恢复健康。可先从床上活动、翻身等开始。定时复查超声，动态观察患儿肠管情况。

还应对患儿进行针对性观察及护理。①呼吸道管理：防止吸入性肺炎和窒息的发生，患儿术后需留置胃管，在此期间应保持管路通畅防止打折扭曲，如出现呕吐物反流至呼吸道的情况，应及时给予负压吸引，防止窒息的发生。②卧位管理：术后搬动患儿时，动作必须轻柔平稳。全麻未清醒时，取平卧位。待患儿清醒后，床头抬高 $30° \sim 45°$，以利于炎症局限。

6. 患儿出院时如何进行饮食指导？

患儿出院后应少食多餐，避免暴饮暴食；适当添加易消化、软质辅食（如米汤、米糊、蛋羹、面条汤等），添加辅食不宜过早。

专科知识
肠梗阻的分型

根据肠梗阻的发病原因，通常分为机械性肠梗阻、运动障碍性肠梗阻、缺血性肠梗阻三种类型。

1. 机械性肠梗阻　系因出现于肠内、肠壁组织，以及肠外的多样化机械性因素的单一或者是协同作用而引致发生的肠内容物通过障碍。

2. 运动障碍性肠梗阻　患儿因肠壁肌肉组织运动功能失调而导致发病，通常不会出现肠腔狭窄的情况，可分为麻痹性和痉挛性两种表现类型。麻痹性患者通常在交感神经组织反复性兴奋或者是毒素刺激肠管组织的条件下，导致其肠腔内容物无法正常运输；而痉挛性患者通常在肠管副交感神经过度兴奋，或者肠壁肌肉组织过度收缩条件下引致发病。

3. 缺血性肠梗阻　患者因肠系膜血管组织内形成血栓病理组织，引起血管组织发生栓塞病变，继而导致肠管组织结构的血液循环生理机制发生障碍，使患者的肠道蠕动生理功能逐渐丧失，肠腔内容物逐渐停止运行。

评价

患儿住院期间通过严密观察及监测各项指标，严密观察患儿胃液量、颜色、性质的变化，观察患儿腹部情况，是否排气排便，并结合生命体征如：脉搏、呼吸、血压、体温等变化综合考虑患儿是否发生病情变化。当患儿排气排便，拔除胃管后，观察饮食情况。护理人员应专业、细心、及时的观察及处理，以确保患儿住院期间安全，不出现肠梗阻复发、腹腔感染等并发症。

案例五　肠套叠

病例介绍

一般资料：患儿，男，8岁，学龄期。

主诉：间断腹痛5月余，便血2天。

现病史：5个月前无明显诱因出现腹痛，呈阵发性隐痛，后反复发作，2天前，患儿出现便血，呈鲜红色。自发病以来，患儿精神状态较差，体力情况一般，食量减少，睡眠情况良好。

入院查体：T 37.5℃，P 78次/min，R 20次/min，BP 96/52mmHg。腹稍膨隆，未见胃肠型及蠕动波，腹较软，无压痛，反跳痛、肌紧张。上腹部可及一包块，约3cm×3cm，肠鸣音无亢进。

实验室及其他检查：

血常规：血红蛋白 95g/L。

腹部急腹症超声：左中上腹小肠可见同心圆征象，截面约 3.6cm×3.1cm，套入远端小肠腔内可见一低回声结节，大小约 2.3cm×1.6cm×2.5cm，血供丰富。提示小肠息肉继发肠套叠。

诊疗经过：入院后完善术前检查及准备，术前给予静脉滴注头孢哌酮钠舒巴坦钠及甲硝唑抗感染治疗，葡萄糖氯化钠钾注射液补充机体需要量，血红蛋白 95g/L，立即行"腹腔镜探查术"，术中行肠套叠手法恢复并切除肠道息肉。术后患儿安返病房，继续静脉滴注头孢哌酮钠舒巴坦钠及甲硝唑抗感染治疗，葡萄糖氯化钠钾注射液补充机体需要量。奥美拉唑静脉滴注保护胃黏膜，预防应激性胃溃疡。留置胃管引流通畅，术后第 2 天复查血红蛋白：95g/L，继续同前治疗。术后第 4 天排气排便，病情平稳，予拔除胃管。术后第 6 天饮水，逐渐过渡到半流食。术后第 8 天复查腹部超声提示：小肠息肉继发肠套叠术后，未见阑尾炎、肠套叠及肠梗阻征象，予以办理出院。

┌ 问题 ┐

1. 该患儿入院后病情观察的重点有哪些？主要护理处置有哪些方面？

患儿因腹痛、血便入院，观察患儿腹痛情况及有无便血，严密监测生命体征，尤其关注血压情况，入院后应立即予患儿心电监测、吸氧，遵医嘱按时抗感染、补液处理，积极配合医生留取标本尽快完善术前检查，及时安抚患儿情绪，减少哭闹。

2. 该患儿术后伤口感染的护理措施有哪些？

术后遵医嘱予以抗感染治疗，严格遵守抗感染药物使用频次，详细记录药物名称、剂量、滴注时间、有无药物不良反应，密切观察患儿术后体温变化，术后及时予以换药，换药时观察伤口皮肤有无红肿、渗血渗液。如果出现伤口红肿，及时予以对症处理，必要时清创护理。

3. 该患儿术后出现粘连性肠梗阻的护理措施有哪些？

术后观察患儿排气排便、腹痛情况，术后 24 小时后可嘱患儿下床活动，加强胃肠道恢复，观察胃管引流液量、颜色及性质，如有异常，立即通知医生，复查 B 超，立即排除肠梗阻。

4. 该患儿术后禁食水期间应如何给予营养支持？

患儿行肠道手术，术后禁食时间根据肠道恢复情况决定，术后应进行营养风险评估，根据营养科会诊意见，开始肠外营养，给予静脉输注脂肪乳、氨基酸及多种维生素等药物补充机体需要量，监测患儿体重变化，补钾时注意补钾速度，避免出现静脉炎。

5. 术后应如何对管路进行护理？

对于静脉导管，由于患儿年龄小，活泼好动，容易活动上肢导致留置针脱出至组织间隙，因此应加强固定，每天交班时及换药时注意观察静脉通路是否通畅，观察手背及上肢有无水肿，一旦发现及时处理。操作中严格遵守无菌操作原则。

对于术后留置胃管，应保持胃肠减压管路通畅，避免折叠、扭曲，记录外露长度，妥善固定，避免管路脱出，胃管应每 7 天更换一次；观察胃液的性状、颜色及量，准确记录 24 小时出入量，胃液量过多时及时告知医生，给予补液；胃肠减压期间做好口腔护理，如鼻腔干燥，可适当涂抹石蜡油缓解干燥；给予患儿及家长健康宣教及心理护理。

6. 患儿术后如果出现腹痛症状，应如何护理？

首先确认患儿腹痛的原因，是否于伤口周围疼痛，评估患儿疼痛程度，及时进行体格检查，观察有无腹胀，监测患儿排气排便情况。如果无明显腹部体征，排气排便正常，按压伤口周围明显疼痛，考虑伤口疼痛。对于伤口轻度疼痛，可以给患儿看动画片、听音乐转移患儿注意力，对于疼痛明显，可通知医生适当给予止痛治疗。如果无法明确，或出现停止排气排便，及时复查腹部 B 超，监测生命体征，明确是否出现再发肠套叠、伤口血肿等情况，及时告知医生处理。

7. 针对该患儿如何进行出院宣教？

出院后继续清淡易消化饮食，逐渐恢复至正常饮食，在饮食结构上，少食辛辣刺激性食物，宜进高蛋白、高维生素、易消化吸收的食物。避免暴饮暴食，忌剧烈运动。其次保持排便通畅，大便不通畅者调整饮食及腹部按摩等方法保持大便通畅，无效者可适当给予缓泻剂，避免用力排便。指导患儿及家属监测病情，若出现腹痛、腹胀、呕吐、停止排便、血便等不适，及时就诊。

┌ 专科知识 ┐

超声引导下水压灌肠复位：以前临床常采用 X 线下空气灌肠复位，可早期明确多数肠套叠，及早有效复位，获得明显效果。但患儿暴露在 X 线下，存在一定的辐射损伤，且无法调节空气压力，不能直观判断复位结果。随着超声技术的发展，超声成为诊断、治疗肠套叠的有效方法，操作简单、安全有效，逐渐受到临床重点关注。超声引导下水压灌肠复位时，需确保肠套叠病程时间未超过 48 小时，未出现脱水、水电解质紊乱，无腹胀、腹膜炎等表现；若伴明显脱水、高热或休克等情况，不可采用此方法治疗；或反复性套叠、高度怀疑为继发性肠套叠，也不可采用该方法。当复位过程中见结肠内充盈消失，腹腔内液体较多，此时需考虑是否出现肠穿孔，在确诊肠穿孔后，需立即将肛管拔出，排出肠腔内的盐水，并抽出腹水，立即采用手术处理。

┌ 评价 ┐

患儿住院期间，术后应密切监测生命体征，做好管路的护理，保持引流通畅，严密地观察腹部情况，有无便血等的并发症。肠套叠属于儿科一类常见病，该病能引起肠坏死等严重并发症，威胁患儿生命安全。因此，疾病一经确诊，需及时开展合理治疗。围手术期间做好患儿的护理工作对提升其疗效、促进其康复有着重要意义。

案例六　急性阑尾炎

┌ 病例介绍 ┐

一般资料：患儿，女，8 岁 11 个月，学龄期。

主诉：持续性腹痛 72 小时，伴间断呕吐及发热。

现病史：3 天前无明显诱因出现持续性下腹痛，腹痛剧烈，伴呕吐，呕吐 3～4 次，呕吐物为胃内容物，非喷射性。2 天前患儿出现发热，最高体温 39℃，不伴咳嗽咳痰等表现，遂前往医院就诊。查血常规白细胞 12×10^9/L，中性粒细胞百分比 90.2%，考虑"急性胃炎"，予以头孢类抗生素、神曲、双歧杆菌口服液对症治疗。家属诉患儿当日出现全腹疼痛，不伴恶心呕吐等表现，遂来医院就诊，腹部 B 超示急性化脓性阑尾炎穿孔，腹腔大量游离积脓，弥漫性腹膜炎，故急诊以"急性阑尾炎，腹膜炎"收入院。患儿自发病以来，食欲差，精神反应可，未排大便，小便正常。

入院查体: T 37.9℃, P 96 次 /min, R 20 次 /min, BP 98/60mmHg, 发育正常, 神志清楚, 腹稍隆, 未见胃肠型及蠕动波, 无腹壁静脉曲张。全腹肌紧张, 压痛、反跳痛阳性, 右下腹为著, 未及包块, 腹部叩诊呈鼓音。肠鸣音无亢进或减弱, 未闻及血管杂音, 移动性浊音阴性。

实验室及其他检查:

实验室检查: 白细胞: $8.73×10^9$/L, 中性粒细胞百分比: 87.3%。

腹部急腹症超声: 阑尾显示, 萎瘪, 远端穿孔, 周围网膜包裹。外径最粗 0.8cm。小肠刺激性淤张, 肠间大量游离浑浊积脓, 盆腔最深处 7.8cm。

诊疗经过: 入院后立即完善术前准备, 术前给予静脉滴注头孢哌酮钠舒巴坦钠及甲硝唑抗感染, 开塞露辅助通便, 体温 38.5℃, 遵医嘱给予布洛芬栓剂降温治疗。于当天急诊行 "腹腔镜阑尾切除术", 手术顺利, 生命体征平稳, 留置导尿管, 术后继续给予头孢哌酮钠舒巴坦钠及甲硝唑抗感染, 异丙托溴铵 + 布地奈德雾化稀释痰液、湿化气道, 布洛芬注射液降温治疗, 葡萄糖氯化钠钾注射液补充机体需要量, 半导体激光照射腹部伤口促进伤口愈合, 开塞露促进肠蠕动。患儿于术后第 7 天行 B 超及血常规检查, 未见异常, 无不适症状出院。

┌ **问题** ┐

1. 阑尾炎术后出现体温过高的原因是什么? 主要护理处置有哪些?

体温过高原因: ①可能是由于腹部感染加重或腹腔内形成脓肿导致的, 有时伴有高热; ②可能是术后吸收热, 包括术后反应和局部炎症吸收导致的发热, 一般术后 2～3 天可完全恢复; ③可能是术后切口感染, 术后切口感染是最常见的发热原因, 包括切口局部发热、红肿、疼痛。

护理处置：遵医嘱正确使用抗生素抗感染治疗，体温 38.5℃以下者遵医嘱给予物理降温，体温 38.5℃以上者给予药物降温。患儿进食后若发热可多饮水。保证环境干净整洁，开窗通风，避免交叉感染。保证伤口敷料干燥，定期换药。

2. **阑尾炎术后出现伤口疼痛如何护理?**

首先评估患儿疼痛的部位、性质、发生及持续时间，生命体征变化。给予患儿采取舒适的体位，如：适当屈膝，半卧位等。如以上方法不能缓解疼痛，可遵医嘱给予止痛药缓解疼痛，保证止痛泵 24 小时持续泵入。给予患儿创造舒适及安静的环境，减少不良刺激对患儿疼痛的影响。与患儿有良好的沟通，告知患儿疼痛的原因或诱因，分散注意力减轻疼痛，如听音乐等放松的方法，做好心理护理。

3. **阑尾炎术后为什么要早期下床活动?**

术后 8 小时鼓励患儿下床活动，可先协助患儿半坐卧位，在床上适当活动下肢，预防下肢静脉血栓，无不适后再逐渐下床活动。通过适当的运动能够促进肠管蠕动，减少腹胀，促进肛门排气、排便，有利于减少发生肠粘连、肠梗阻等并发症。

4. **阑尾炎术后饮食需要注意什么?**

不可暴饮暴食，少食多餐，忌生冷油腻、辛辣、坚硬等食物，饮食尽量以温软、容易消化的食物为主，同时要注意避免牛奶等奶制品过早的摄入，容易引发胀气，注意维生素的摄入，多食用绿色蔬菜以及粗纤维的食物，保持大便的通畅，并且可以适当地增加鱼肉或瘦肉，促进食欲恢复的同时还可以帮助补充蛋白质的摄入。

5. 腹腔镜手术术后会出现哪些不适？

①皮下气肿及腹痛：皮下气肿一般不需处理，2~3天后会自行消失，上腹痛是由于人工气腹使7~12肋受到膈肌移位引起，可协助患儿半坐卧位缓解不适症状，应向患儿及家长说明疼痛的原因，消除顾虑；②恶心呕吐：腹腔镜手术主要是由于人工气腹，二氧化碳对膈肌刺激引起，剧烈呕吐者可遵医嘱对症处理。

6. 急性阑尾炎术后常见并发症的干预及预防有哪些？

阑尾炎术后常见的并发症有：切口感染、腹腔感染、残端漏、腹腔脓肿、粘连性肠梗阻等。其中切口感染是最常见的并发症，其发病率与阑尾严重程度有关，伤口感染多于术后3~5天出现体温升高，局部红肿，少量渗液。

并发症干预：包括术后早期加强病房巡视，评估患儿发生并发症的风险，高风险患儿予以重点监测，若发现异常及时告知主治医生；若已出现并发症，给予针对性治疗，且治疗期间加强对患儿状态的监测，并给予心理护理。

预防措施：加强伤口护理，伤口敷料保持干燥，如有渗出及时更换敷料，密切观察患儿体温及切口周围皮肤情况，如体温持续升高或周围皮肤发生红肿触痛情况，则有可能切口发生感染，应及时通知医生并进行处理。术后指导患儿早期下床活动，并密切观察排气和肠蠕动情况，防止发生肠梗阻，如出现异常，应及时报告医生，并采取相关处理。

7. 阑尾炎术后出院注意事项有哪些？

切口敷料保持干燥，避免伤口沾水，如切口出现红肿热痛及渗出，发热、恶心、呕吐、腹痛等症状及时就医。术后免体1~2个月，坚持循序渐进的原则，逐步增加运动的时间和运动的强度，适量的运动利于增强体质、预防便秘及降低各类术后并发症情况的发生。少食多餐，忌暴饮暴食。保持大便通畅，防止便秘。如因各种原因未进行手术者，出院后尤其注意饮食，如再次出现腹痛，及时来医院就诊。阑尾周围脓肿经保守治愈后，在病情稳定后 2～3 个月，行阑尾切除术。减少出入公共场所，减少呼吸道感染。出院后按时复查。

8. 腹腔镜阑尾手术与传统开腹阑尾切除手术相比的优势有哪些？

①创伤小：通过较小的手术切口全面观察腹腔内一般情况，不仅可以提高诊断准确率，而且对病变范围超出预期的患儿也能正常完成手术，小切口还可减缓应激反应，减轻术后疼痛，有利于切口愈合，缩短住院时间，降低感染风险。②降低术后并发症风险：腹腔镜手术操作时视野更清晰，从而提高手术操作精细度，不仅可以完整切除病变阑尾组织，还能有效保护周围正常组织，还有利于腹腔渗出物冲洗干净，从而有效减少术后腹腔脓肿和腹膜粘连等并发症发生。

┌ 专科知识 ┐

小儿阑尾炎的病理类型

（1）单纯型：病变主要在黏膜。

（2）化脓型：炎症侵及浆肌层，早期即有腹膜感染及渗出。

（3）坏疽型：阑尾壁广泛坏死，周围组织受刺激早期形成粘连，局限后形成脓肿。

小儿阑尾炎的分期

各型急性阑尾炎发展过程可按照不同阶段分为五期：早期（或单纯期），感染局限为阑尾内部；局部腹膜炎期（或扩散期），感染扩散到周围腹膜；腹膜炎期（或弥漫性腹膜炎期），感染侵及全腹腔；局限性腹膜炎期（或浸润期），感染被腹腔内粘连所局限；脓肿期，脓肿已经形成。

评价

患儿术后严格遵医嘱给予抗生素治疗，未发生伤口感染及并发症。尽早协助并鼓励患儿下床，饮食为清淡易消化，从饮水逐渐过渡到半流质饮食，通过手术治疗与护理，各项指标恢复正常，患儿病情好转，顺利出院。急性阑尾炎是外科最常见的一种急腹症，术后除生命体征监测，还需伤口、饮食及活动护理，避免并发症的发生，保证患儿住院安全。

案例七　先天性直肠肛门畸形

病例介绍

一般资料：患儿，女，6岁，学龄前期。

主诉：直肠前庭瘘术后前庭漏便6年余。

现病史：生后4个月于外院行肛门成形术，术后可正常排便，出院时排便前庭瘘口仍有大便排出，出院后症状无好转。6年来患儿排便时瘘口有大便排出，无腹胀、便秘。自发病以来，患儿精神状态良好，体力情况一般，食量减少，睡眠情况良好。

入院查体：T 36.5℃，P 98 次/min，R 22 次/min，BP 98/52mmHg，腹软，肛门外观无畸形，舟状窝可见瘘口，直径约0.4cm，不红不肿，肛诊顺利未及狭窄。

实验室及其他检查：

下消化道造影检查示：肛门偏前，插管注入钡剂，各段结肠依次充钡剂，走行可，直肠前见条形钡剂充盈，考虑少量钡剂反流进入阴道可能性大。

诊疗经过：入院后完善术前检查及准备，每天给予 2 000ml 生理盐水清洁灌肠，饮食为无渣半流质饮食（免蔬菜），并完善各项检查及术前准备，于入院第 10 天行直肠前庭瘘修补＋肛门成形术，术后患儿病情平稳，留置尿管，颜色清亮。术后第 2 天体温最高 39℃，根据体温情况遵医嘱给予药物降温，继续给予禁食水、头孢哌酮舒巴坦及甲硝唑抗感染、静脉营养支持及对症补液治疗。术后第 4 天患儿饮水，术后第 6 天饮食逐渐过渡到半流质饮食，依此类推，循序渐进恢复饮食。术后第 9 天患儿及家长未遵医嘱卧床，过早下床活动，查体：会阴伤口处有线头脱出，未见红肿，排便时会阴伤口处有少量漏便，继续给予抗感染及肛门护理治疗，嘱患儿禁止下床活动。于术后第 14 天出院。

┌ 问题 ┐

1. 该患儿术前清洁灌肠的目的是什么？

每天的清洁灌肠能够促进肠道蠕动，解除便秘，清除了积存的粪便，有效减轻了便秘带来的腹胀，减少毒素吸收，同时能够促进食欲，使营养状况得到明显改善，术前清洁肠道，为检查或手术做准备。

2. 该患儿洗肠期间的饮食原则是什么？

在洗肠期间，对饮食调配至关重要，饮食种类为无渣饮食，如蛋类、肉类、牛奶及纯果汁等，目的是避免在洗肠过程中食物残渣堵塞肛管，造成洗肠过程中反复插管、拔管，以免引起患儿不适。

3. 如何对患儿进行排便训练？

养成良好的排便习惯，规律排便，可有效预防便秘的发生。

定时：选定合适时间，每天固定，可以在晨起时，也可以是临睡前。定点：尽量是相同的排便环境，排便时减少新鲜事物和陌生环境的影响，不要在排便时做其他事情，比如玩玩具、看电视等，这样会分散患儿注意力。每次排便时间控制在 5～10 分钟，时间太长不利于排便训练。排便训练刚开始成功的概率会比较小，贵在坚持。

4. 如何指导患儿正确扩肛?

手术后 2 周起开始扩肛，每天两次，需要固定每天扩肛的时间，每次扩肛器停留的时间为 15～20 分钟，并配合药物坐浴，扩肛时需根据患儿的年龄大小选择扩肛器的型号，根据每次扩肛的情况，逐渐增大扩肛器的型号，操作时动作轻柔，避免肛门出现撕裂出血，3～6 个月门诊复诊。扩肛要有规律，重在坚持。

5. 如何对患儿进行出院指导?

合理膳食，进食高热量、高蛋白、膳食纤维丰富的饮食，避免生冷、刺激性食物。保持肛周伤口干洁干燥，避免粪便长期污染伤口，预防感染。做好排便训练，养成定时排便的习惯，保持大便通畅。遵医嘱坚持扩肛。避免到人多的地方聚集，减少交叉感染。

6. 如何避免患儿手术后并发症的发生?

针对本例患儿，常见的并发症有：切口感染，便秘。

避免切口感染的要点：术后常规给予抗生素药物抗感染；做好肛周护理：及时清洁肛周粪便，用清洁的生理盐水棉球擦拭肛周，动作轻柔，由上至下，由内而外清洁，避免粪便长期污染伤口，尽可能地暴露伤口，保持干燥、通风，避免潮湿的环境滋生细菌引发感染。

避免便秘的要点：便秘是肛门直肠畸形术后最为常见的问题。早期可能因肛门处切口疼痛或创伤的影响所致。①调整饮食：鼓励多进食富含纤维素和具有缓泻作用的食物，如谷类食物、蔬菜类。②进行排便训练。③药物治疗：可用药物辅助排便，常用的药物有：番泻叶、液体石蜡、乳果糖等。但不宜使用刺激性和副作用较强的药物。

┌ 专科知识 ┐

肛门直肠畸形的分类

近来，临床上多按照瘘管情况进行临床分类，高位肛门闭锁对应膀胱颈部瘘、直肠尿道瘘（前列腺部）；中位肛门闭锁对应直肠尿道瘘（球部）、无瘘者。中高位肛门闭锁需在新生儿期暂行一期结肠造瘘术，3～6个月后再行二期肛门成形术及三期关瘘术。其中，二期肛门成形术需采用后矢状路肛门成形术、腹会阴或腹骶会阴肛门成形术。

┌ 评价 ┐

患儿住院期间，通过护理人员专业、细心、及时监测生命体征及各项指标，术后做好管路护理、肛周伤口护理、记录排便情况、营养支持、严格卧床等措施，患儿伤口愈合良好，未发生切口感染、出血及便秘等的并发症，顺利出院。

▣ 案例八 胆道闭锁

┌ 病例介绍 ┐

一般资料：患儿，女，63天，婴儿期。

主诉：发现皮肤、巩膜黄染59天。

现病史：入院前 59 天（出生后第 4 天），患儿无明显诱因出现皮肤、巩膜黄染，入院前 7 天，患儿皮肤、巩膜黄染较前加重，大便陶土色。入院前 1 天，查腹部超声提示目前胆囊充盈差，喂奶后复查胆囊变化不著，肝大，肝内格林森氏鞘增厚，脾大，肝门区淋巴结增大，皮髓可辨。自发病以来，患儿精神状态良好，食欲食量良好，睡眠情况良好，小便正常，大便正常呈陶土色。

入 院 查 体：T 36.5℃，P 130 次 /min，R 34 次 /min，BP 85/50mmHg，发育正常，营养良好，腹膨隆，自主体位，神志清楚，查体合作。

实验室及其他检查：

血生化：γ- 谷氨酰基转移酶 790.1U/L，总胆红素 181.12μmol/L，直接胆红素 135.32μmol/L，间接胆红素 45.8μmol/L。

腹部超声：目前胆囊充盈差，喂奶后复查胆囊变化不著，肝大，肝内格林森氏鞘增厚，脾大，肝门区淋巴结增大，皮髓可辨。

诊疗经过：入院后完善相关检查，予维生素 K_1 皮下注射预防出血；予谷胱甘肽、门冬氨酸鸟氨酸保肝治疗。入院第 3 天，患儿凝血功能大致正常，停止注射维生素 K_1。考虑胆道闭锁，建议手术治疗。入院第 4 天，患儿低热，静脉滴注头孢美唑抗感染治疗。入院第 5 天，患儿体温正常，入院第 6 天，患儿行胆道闭锁 Kasai 手术，术中留置胆道引流管，引流液为黄色，术后生命体征平稳，观察排便情况，术后第 4 天起大便颜色逐渐转为淡黄，逐渐恢复饮食，查生化提示胆红素逐渐下降，于术后第 14 天拔除胆道引流管，复查全血后出院，嘱定期门诊复查。

┌ **问题** ┐

1. 胆道闭锁术前观察重点有哪些方面？

观察患儿黄疸消退情况，是否有消退后再次出现，并持续性加重；观察粪便颜色，是否逐渐变浅至白陶土色，观察尿色，是否加深至黄褐色或浓茶色；观察腹部，有无腹部膨隆、肝脾大、腹壁静脉曲张等；观察有无由于脂溶性维生素吸收障碍导致营养不良或生长发育迟缓。有些患儿还会出现黄疸引起的症状，如烦躁不安、易怒、喂养困难、皮肤瘙痒等。如患儿出生后 2~3 周，黄疸仍然没有消退，甚至加重，家长必须引起重视，需及时就医。手术前需查凝血功能，必要时予以皮下注射维生素 K_1 预防出血。

2. 该患儿术后病情观察的重点是什么？

术后严密监测患儿生命体征、腹部体征、黄疸消退情况、饮食及排便情况，监测引流液的性质与量，及时发现病情变化并给予相应治疗。术后保持引流通畅，必要时适当约束患儿，将引流管有效固定，严防脱出。给予患儿营养支持治疗，监测体重变化；如患儿发热，及时调整用药，注意黄疸消退情况及大小便颜色，如黄疸加重或大便颜色变浅，及时加用激素疗法等。

3. 留置胃管期间应注意什么？

应保持胃肠减压管路通畅，避免折叠、扭曲，记录外露长度，妥善固定，避免管路脱出，胃管应每 7 天更换一次；观察胃液的性状、颜色及量，准确记录 24 小时出入量，胃液量过多时及时告知医生，给予补液；胃肠减压期间做好口腔护理，如鼻腔干燥，可适当涂抹石蜡油缓解干燥；给予患儿及家长健康宣教及心理护理。

4. 留置胆道引流管期间应注意什么？

术后首先应当注意观察引流液的性质、引流量等情况，准确记录 24 小时出入量，引流量过多时及时告知医生，给予补液。此外还应当注意避免折叠、扭曲，妥善固定，重视引流管的保护，避免管路脱出。引流管周围定期换药，一旦引流液外渗，及时更换敷料。如果引流液突然消失，还应当考虑引流管堵塞可能，需要及时查找原因，以免引起发热以及黄疸的症状。留置引流管期间给予患儿及家长健康宣教及心理护理。

5. 胆道闭锁术后的并发症有哪些？

常见的 Kasai 手术后并发症有：胆管炎、门静脉高压症、肝内胆管扩张或囊肿、肝肺综合征、肝脏肿瘤等，发生率为 60.5%。其中胆管炎是常见而难以处理的并发症，发生率为 40% ~ 93%；门静脉高压症是影响胆道闭锁患儿长期生存的主要原因，发生率为 37% ~ 70%；肝内胆管扩张较少被提及，发生率为 4.3% ~ 25%；肝内胆管囊肿是引起反复胆管炎的原因，发生率为 18% ~ 25%。总体来说，Kasai 手术并发症发生率较高，故规范实施 Kasai 手术，且手术后予以规范化辅助治疗，确保多学科、细致的终身随访，才是提高胆道闭锁患儿自体肝生存率的关键。

6. 胆道闭锁患儿术后出现胆管炎常见的临床表现有哪些？

文献报道胆管炎的发生率达 40% ~ 93%，多在术后 1 ~ 2 年内发生。胆道闭锁患儿术后胆管炎临床上主要表现为发热、皮肤黄疸加重、大便变白、感染指标升高、胆红素指标升高，转氨酶升高。胆管炎是 Kasai 术后最常见，亦是最难处理的并发症，及时予以抗生素治疗。

7. 如何对该患儿进行出院指导？

患儿出院时医护人员应对患儿家属进行健康宣教，术后常见并发症如胆管炎及食管胃底静脉曲张出血如何预防及发现等，并指导家长在生活饮食方面需注意的问题，如少食多餐，以高热量、高蛋白质、高维生素、易消化饮食为主，适当摄入脂肪，动物脂肪不宜摄入过多等。出院后遵医嘱口服抗生素、保肝药物及利胆药物。如出现发热、黄疸、腹痛等不适，及时就诊。术后1个月、3个月、6个月、1年、2年、5年和10年进行定期随访。

8. 该患儿出院后家长需要日常观察的重点有哪些？

日常生活中，家长应定期关注患儿黄疸情况，是否存在复发或者加重。养成观察患儿大小便情况的习惯，尤其注意关注大小便的颜色变化，如有异常需及时就医。对于Kasai术后患儿，如出现黄疸复现、大便颜色变浅、发热、腹痛等症状。需警惕胆管炎的发生，及时就医进行治疗。

┌ 专科知识 ┐
胆道闭锁的分型和首选的治疗方案

胆道闭锁分型按肝外胆管闭锁不同部位进行分型。Ⅰ型：胆总管闭锁（5%），包括树枝样（tree like）和云雾状（cloudy）；Ⅱ型：肝管闭锁（3%）；Ⅲ型：肝门部闭锁（92%）。

明确诊断为胆道闭锁者，行Kasai手术，即肝门空肠Roux-en-Y吻合术，应当作为胆道闭锁的首选治疗方案。患儿应在3个月龄内做Kasai手术，3个月内顺利退黄的比例为70%~80%。如不能退黄，需考虑肝移植手术。

┌ 评价 ┐

患儿住院期间，Kasai手术围手术期综合护理能够有效减少患儿术后并发症的发生。在围手术期综合护理下，护理人员能在Kasai手术前给予患儿积极退黄、保肝支持治疗，术后对患儿病情进行密切观察，保持引流通畅，对营养支持进行强化，对并发症及时防治，从而能够使胆道闭锁患儿的手术治疗效果得到切实有效的保证。

案例九　先天性肥厚性幽门狭窄

病例介绍

一般资料：患儿，女，1个月，婴儿期。

主诉：呕吐10天。

现病史：患儿于10天前无明显诱因出现呕吐，为喷射样，呕吐物为胃内容物，不含胆汁，每天呕吐3~5次。自发病以来，精神状态一般，食欲好，食量无变化，体重无增长，睡眠情况良好，大小便正常。

入院查体：T 36.2℃，P 132次/min，R 30次/min，身高56cm，体重3.15kg。腹平坦，未见胃肠型，腹壁柔软，全腹无压痛、反跳痛，剑突下偏右方可触及一包块，约2.0cm×1.5cm，质中，活动可。

实验室及其他检查：

血生化：K^+ 4.05mmol/L，Na^+ 136.8mmol/L，Cl^- 99.8mmol/L，二氧化碳17.7mmol/L，总胆红素49.05μmol/L，直接胆红素5.92μmol/L，间接胆红素43.13μmol/L。

腹部超声：先天性肥厚性幽门梗阻。

诊疗经过：患儿入院后完善术前检查；禁食，给予胃肠减压；补液纠正电解质紊乱，静脉营养支持治疗；蓝光照射6h/d退黄治疗。入院第2天完善术前准备。入院第3天患儿全麻下行腹腔镜幽门环肌切开术；术后拔除胃管，6小时后饮水15ml，q.4h.，纳水好，未呕吐；静脉营养支持治疗。术后第1天纳奶15ml，q.4h.，纳奶佳，患儿11:00纳奶后呕吐一次，呕吐物为奶，量中，无腹胀。逐日增加奶量，纳奶佳，无呕吐、腹胀、腹泻，体温正常，腹部伤口清洁干燥，复查血常规、生化结果正常。术后第4天遵医嘱出院。

┌ **问题** ┐

1. 患儿呕吐后可引起哪种电解质紊乱及酸碱失衡？

幽门狭窄发病初期呕吐丧失大量胃酸及钾丢失，可引起碱中毒，呼吸变浅而慢，并可有喉痉挛及手足搐搦等症状，继而脱水严重，肾功能低下，酸性代谢产物潴留体内，部分碱性物质被中和，故很少有明显碱中毒者。实验室检查可发现临床上有失水的婴儿，均有不同程度的低钾低氯性碱中毒，血液 PCO_2 升高，pH升高和低氯血症。碱中毒常伴有低钙、低镁血症。

2. 该患儿月龄超过 1 个月，为什么胆红素值偏高？

幽门狭窄的患儿伴发黄疸，黄疸发生率为 2%～8%，其原因不甚清楚，有研究认为反复呕吐热量摄入不足导致肝脏的葡糖醛酸基转移酶活性低下而引起，也有研究认为可能是幽门肿块或扩张的胃压迫胆管引起的肝外阻塞性黄疸。

3. 幽门狭窄是否能够通过保守治疗治愈？

明确诊断后需行外科手术治疗，手术方法简单，近远期疗效满意，无后遗症出现。保守治疗不能治愈此病，频繁呕吐会引发营养不良，脱水状态，影响患儿生长发育。

4. 幽门狭窄的患儿术后为什么还会呕吐？呕吐后怎么处理？

患儿术后呕吐可能因幽门水肿，胃扩张或胃蠕动受抑制等原因引起，进食不宜过早，术后 6 小时试喂水，次日可纳奶，逐渐增量。少量呕吐不予特殊处理，可给予患儿纳奶后拍背排气。呕吐频繁先保守治疗，经 3 周治疗无效后明确原因，确定治疗方案。

┌ 专科知识 ┐

典型的喷射性呕吐症状，见到胃蠕动波，扪及"橄榄状"幽门肿块，诊断可确定。由于医生对该疾病认识的提高，患儿可能在病程早期得到评估，此时营养状况良好，"橄榄状"幽门肿块较难触及。诊断性影像学检查技术的进步，B 超检查成为首选的诊断方法，可测得幽门肌层厚度 ≥ 0.4cm，幽门管长度 ≥ 1.8cm，幽门管直径 ≥ 1.5cm。

┌ 评价 ┐

先天性肥厚性幽门狭窄是新生儿期常见的外科疾病，需外科手术治疗，手术疗效满意，不留后遗症。近年腹腔镜手术的开展，对患儿手术打击小，利于术后恢复，逐渐缩短住院时间。术前术后重点观察呕吐，避免因呕吐物吸入引起窒息、吸入性肺炎。

■ 案例十　先天性肠闭锁

┌ 病例介绍 ┐

一般资料：患儿，男，生后 8 小时，婴儿期。

主诉：孕 34 周早产，产前检查发现腹部双泡征，生后腹胀伴胆汁性呕吐 8 小时。

现病史：患儿母亲孕 28 周产前检查时发现腹部 B 超提示"双泡征"。生后患儿出现腹胀，上腹膨隆伴胆汁性呕吐，非喷射性。至医院急诊，行腹部 X 线平片检查，显示双泡征，故收入院。

入院查体：T 36.8℃，P 170 次 /min，R 52 次 /min。精神状态欠佳，双眼凹陷，口唇干燥，皮肤弹性差，上腹膨隆，呕吐物呈绿色胆汁，4 小时内尿量 10ml，色深黄。

实验室及其他检查：

血生化：钾 2.1mmol/L；钠 102.1mmol/L；氯 652.1mmol/L。

腹部 X 线平片提示：胃及近端十二指肠充气，可见双泡征。

诊疗经过：入院后，给予静脉补液、胃肠减压、测量血糖、检查血生化，生化结果提示低钾、低氯性代谢性碱中毒，给予纠正电解质紊乱。入院第 6 天于全麻下行"腹腔镜下十二指肠闭锁切除 + 十二指肠成形术"。术后留置胃管，胃管减压畅，呈绿色胃液，24 小时胃液量约 80ml。术后第 3 天胃液颜色呈黄绿色，24 小时胃液量 50ml。术后第 5 天，胃液颜色呈透明色，24 小时胃液量 15ml。于术后第 7 天拔除胃管。术后第 9 天经口纳肠内营养蔼儿舒 5ml，q.3h.，纳奶佳，未呕吐。术后第 10 天经口纳肠内营养蔼儿舒 10ml，q.3h.，纳奶佳，未呕吐。术后第 11 天经口纳肠内营养蔼儿舒 20ml，q.3h.，纳奶佳，未呕吐。后逐渐增加奶量，均未呕吐。术后第 15 天出院。

┌ 问题 ┐

1. 该患儿出现了代谢性碱中毒，该如何处理？

该患儿低氯性碱中毒的发生主要是因为血浆中氯离子减少所致。氯离子减少后血浆中碳酸氢根会代偿性增多，而碳酸氢根呈弱碱性，碳酸氢根的增多就会造成代谢性碱中毒的发生。引起血液中氯离子减少的常见原因有：急性胃肠炎引起的频繁呕吐、胃肠减压或空肠造瘘导致消化液大量丢失、长期使用利尿剂、长期低钠饮食等。该患儿给予针对原发疾病进行治疗的同时，给予补液、纠正电解质紊乱等对症治疗。

2. 该患儿为什么会出现严重的上腹膨隆？

腹胀是肠闭锁的常见体征，腹部膨胀的程度与闭锁的位置和就诊时间有关。一般闭锁的位置越高就诊时间越早，腹胀程度就越轻，反之则越重。高位闭锁的病例，腹胀仅限于上腹部，多不严重，在大量呕吐之后或置胃管抽出胃内容后，腹胀可消失或明显减轻。低位闭锁的病例，全腹呈一致性膨胀，进行性加重。大量呕吐或抽出胃内容后，腹胀仍无明显改变。高位肠闭锁时偶尔在上腹部可见胃型或胃蠕动波，低位肠闭锁时往往可见到扩张的肠襻。

3. 腹腔镜下肠闭锁切除＋肠成形术后，需要注意什么？

术后耐心细致的监护是手术成功的重要环节之一。胃肠减压必须保持通畅，根据胃液量的多少和肠蠕动恢复情况，决定拔管时间。静脉补液，保持水电解质平衡，应用抗生素，注意保暖。指导经口喂养的次数与喂养方法，循序渐进。

4. 腹腔镜下肠闭锁切除＋肠成形术后常见并发症及其护理？

（1）吻合口梗阻：①机械性肠梗阻。如术后 2 周梗阻症状仍不能缓解，借助于碘油造影或钡剂检查，确认后应再次手术，重做肠切除吻合。②功能性肠梗阻。可给予营养支持，补充多种维生素及微量元素。有条件时，给予全胃肠外营养（TPN）将更有利于功能性肠梗阻患儿的恢复。

（2）吻合口漏：用 X 线平片寻找游离气体常不准确，因为瘘多很小且局部又有覆盖。现采用 6～8 小时测量一次腹围，如腹围增加，胃液量增多提示肠瘘或坏死性肠炎。

（3）肠粘连：如发生不全肠梗阻者，采用保守治疗，完全性肠梗阻保守治疗无效的患儿，应考虑手术治疗。

┌ 专科知识 ┐
先天性肠闭锁分类及表现

按照疾病分类：先天性肠闭锁根据闭锁的形态可分为四种

类型。

Ⅰ型肠闭锁：肠闭锁肠管外观的连续性没有改变，肠管内有隔膜引起的闭锁。

Ⅱ型肠闭锁：肠管连续性改变，多数患儿的肠管肠系膜存在Ⅴ型的缺损。

Ⅲ型肠闭锁：肠管两端是盲端，中间没有条状索带连接，或闭锁肠管受损肠系膜较多。

Ⅳ型肠闭锁：为多发闭锁，闭锁的肠段有多处，肠管性状类似香肠。

按照肠闭锁发生的部位分类：可分为十二指肠闭锁、空回肠闭锁、结肠闭锁，但发生在结肠的肠闭锁，较少见，占全部肠闭锁的 5% ~ 10%，以升降结肠和乙状结肠稍多。

评价

患儿出现代谢性碱中毒，经过静脉补液，及时纠正水电解质紊乱及患儿脱水的情况。达到手术指征后，早期手术，术后根据胃液量调整治疗方案。经过两周左右时间，患儿平稳出院。肠闭锁多为孕期检查时发现，手术成功率及预后效果直接影响患儿母亲是否继续妊娠。患儿出生后，需立即就医，早期手术，术后正确喂养，逐渐增加奶量，观察及预防并发症的发生。

案例十一　食道闭锁

病例介绍

一般资料：患儿，男，2 天，新生儿期。

主诉：出生后发现口腔及鼻腔白色泡沫 2 天。

现病史：患儿生后无明显诱因发现口腔及鼻腔大量白色泡沫

物质，无发热，无气促、喘憋、青紫及呼吸困难。生后无窒息史，Apgar 评分 1 分钟、5 分钟、10 分钟均 10 分。行上消化道造影提示：自胃管注入造影剂观察，造影剂注入后于胸 3 椎体水平处食管形成盲端，管腔扩张，边缘光滑，并有逆蠕动，诊断为食道闭锁。为进一步治疗来本院就诊。患儿自发病以来，精神反应一般，未开奶，睡眠情况好，小便正常，已排胎便。

入院查体：T 36℃，P 140 次 /min，R 42 次 /min，身高 48cm，体重 2.16kg。早产儿外观，呼吸平稳，未见鼻扇及吸气三凹征，双肺呼吸音粗，未闻及干湿啰音。腹部平坦，脐带未脱落，腹壁柔软，未见胃肠型及蠕动波，未触及包块，肠鸣音 3 次 /min。

实验室及其他检查：

上消化道造影：食道插管头端位于 T_3 水平，经食道插管注入造影剂，食道上端扩张，造影剂显影，下端为盲端，盲端位置约位于 T_3 椎体水平，未见造影剂进入气管。

心脏彩超：先天性心脏病：室间隔缺损（膜周型）、动脉导管未闭、肺动脉高压（中 - 重度）、三尖瓣反流（少量）、卵圆孔未闭。

诊疗经过：患儿入院后完善术前检查，禁食补液，抗感染，持续口腔吸引，雾化吸入 q.4h.，吸痰 p.r.n.，鼻导管吸氧改善氧合，心电监测生命体征。入院第 2 天行外周中心静脉导管（PICC）置管，静脉营养支持治疗，完善术前准备。入院第 3 天全麻下行胸腔镜下气管食管瘘结扎 + 食管断端吻合术，术后转入新生儿内科呼吸支持治疗。术后第 10 天转回新生儿外科继续治疗。转科前行食道造影，观察有少量造影剂外溢。患儿转科后给予禁食水，静脉营养支持治疗，留置胃管及右侧胸腔闭式引流管，鼻导管吸氧改善氧合，心电监测生命体征。雾化吸入 q.4h.，吸痰 p.r.n.。转科一周后复查食道造影，造影剂无外溢，食道无狭窄。给予患儿鼻饲配方奶 15ml q.4h.，无反流呕吐；增长奶量并经口纳奶，余量鼻饲 q.4h.，患儿纳奶好，无呛咳、呕吐，腹不胀，大小便正常，右侧胸腔闭式引流无引流液，拔除胃管及右侧胸腔闭式引流管。复查胸部 X 线平片无异常，体重有增长，术后第 16 天遵医嘱出院。

问题

1. 该患儿入院后主要护理处置有哪些？目前病情观察的要点是什么？

患儿为早产儿并伴有食道闭锁及先天性心脏病，入院后给予新生儿培育箱保暖，给予心电监测及氧气吸入，开放静脉通路补液、抗感染，放置引流管于口腔内持续吸引。

病情观察的要点：①监测生命体征，尤其注意呼吸、血氧饱和度的变化；②保持口腔持续吸引通畅，按时雾化吸入，翻身拍背；③出现痰液外溢、呛咳时及时吸痰，避免窒息及吸入性肺炎；④注意保暖，根据患儿的体重、日龄调节培育箱温湿度，避免新生儿硬肿症的发生；⑤观察患儿尿量，保持出入平衡，减轻心脏负荷。

2. 入院后放置于口腔内持续吸引的引流管，有何作用？与胃管有何不同？

胃管是放置于胃内的引流管，目的是引流出胃内容物，减轻腹胀。而口腔内引流管，是放置于食管上段的引流管，目的是引流口腔内分泌物。口腔内引流管放置前，需剪掉胃管前端两个孔，长度为 5cm，经鼻或经口放置于食管上段，给予小流量负压吸引，可见白色泡沫样液体引出，表明放置成功。与胃管相比，置入深度较胃管浅。

3. 食道闭锁患儿，术前留置针为什么尽量不选择肢体左侧？

食道闭锁患儿手术切口在患儿右侧腋下，手术需采取左侧卧位，如果留置针置于左侧肢体，不便于术中观察也影响术中操作。同时左侧卧位也可有效避免右侧卧位可能导致的大动脉损伤。

4. 食道闭锁患儿责任护士需提供哪些个性化护理？

（1）体位：采取仰卧位，不需要垫肩，并且在搬动患儿的时候要防止颈部过伸以及扭头动作，原因是颈部过伸或者扭头可能会拉伸食管进而导致食管吻合口的张力增加。

（2）保暖镇静：患儿安置于培育箱中，保持恒定的温度及湿度，保持环境安静，减少声光刺激，避免哭闹。在拔除气管插管之前需要绝对镇静，治疗护理集中进行。

（3）呼吸道管理：建议气管插管时间至少持续 3 天，需要注意气管插管的深度及固定。过早地拔除气管插管，一方面可能会损伤尚未愈合的瘘口，另一方面患儿过早苏醒会引起哭闹进而会影响瘘口及吻合口的愈合。雾化帮助排痰，尽量避免翻身拍背，过于剧烈的翻身及拍背振动都存在影响吻合口愈合的风险。

（4）胃管：妥善固定胃管至关重要，胃管脱落会影响手术的成败。使用高黏度防过敏固定胶带妥善固定，粘贴标识并标记置入的深度。若不慎脱出，不可盲目重插，以免因重插胃管损伤吻合口，导致吻合口漏。

（5）严格控制输液速度，严记出入量。

5. 食道闭锁患儿，吸痰时需要注意什么？与常规吸痰有何不同？

吸痰时，需要控制吸引压力，以及控制吸痰管插管的深度，插入深度以舌根部为宜（10cm 以内），过大的吸力和过深的插管都有可能引起吻合口漏。

6. 食道闭锁术后的常见并发症有哪些？

（1）吻合口狭窄：发生率较高，发病率在 40% 左右。吻合口狭窄患儿可能出现吞咽困难、喂养时青紫、误吸、肺炎以及发育迟缓等症状，通过食管造影、食管镜检查以及食管功能测定检查，在排除其他可能导致类似症状的并发症之后可作出食管吻合口狭窄的诊断。

（2）胃食管反流：食管闭锁的患儿发生胃食管反流的可能性会增加 20% ~ 50%。胃食管反流最主要的表现是呕吐，并且会因为呕吐而导致一系列的症状，包括体重不增、反复性肺炎、食管炎及食管狭窄。通过食管造影检查及 24 小时食管 pH 监测可了解反流情况。

（3）吻合口漏：食管闭锁一期吻合术后出现吻合口漏的概率为 10% ~ 21%。吻合口漏的发生可能与食管血液供应、盲端之间的距离、食管质地、缝合材料以及吻合技术有关。大多数吻合口漏经过禁食、保持胸腔闭式引流通畅、使用广谱抗生素及完全肠外营养等保守处理措施后能自行愈合。

（4）气管食管瘘复发：发生率为 5% ~ 10%，常由吻合口漏或者感染造成，但也有可能是未被发现的近端气管食管瘘，即可能是先天性Ⅳ型食管闭锁。主要症状包括：反复的胸腔感染、肺炎及喂养时出现呛咳或者窒息。检查方法：食管造影、电子胃镜及纤维支气管镜。

（5）肺部感染及气管软化：几乎所有的食管闭锁患儿都会有肺部感染，发生的原因有些和食管发育相关，有些和气管发育有关，也可能是因为两者共同作用导致的。胃食管反流也常常造成胃内容物吸入呼吸道从而导致肺部感染。从胚胎学的角度讲，气管和食管均是由胚胎组织前肠发育而来，所以食管闭锁患儿的气管也不可避免地存在发育异常，他们都有不同程度地气管软化。但在临床上只有 25% 的患儿出现呼吸困难症状，并且孩子随着年龄的增长，症状会自行改善。

专科知识

食道闭锁分型

分型	特点
Ⅰ型	食管和气管之间不存在连接,也就是没有气管食管瘘。食管呈两个完全分离的盲端,而且往往两个盲端相距较远(≥ 4cm)
Ⅱ型	食管的近端和气管形成气管食管瘘,食管远端为盲端
Ⅲ型	食管近端为盲端,远端食管和气管形成气管食管瘘。分为两个亚型,远近端食管之间距离大于 2cm 为Ⅲa型,小于 2cm 为Ⅲb型
Ⅳ型	食管的近端和远端均和气管形成气管食管瘘,也就是会形成远近两个瘘管
Ⅴ型	食管并没有真正闭锁,只在气管和食管之间存在一个单纯的气管食管瘘

评价

食道闭锁患儿手术治疗是唯一有效的治疗手段。围手术期的护理关系到手术的效果。术前术后护理要点均要注重呼吸道护理，术前做好呼吸道护理保持呼吸道清洁以预防吸入性肺炎。术后呼吸道护理时需要注意吸痰时的吸引压力与插管深度，避免损伤吻合口。术后管路的护理，重点关注胃管，妥善固定胃管至关重要。经过精心护理患儿度过艰难的术后恢复期，出院宣教指导家长关注喂养状态、呼吸系统疾病，定期复查注意术后并发症的发生。

第二章

烧伤整形外科疾病案例

案例一　小儿烧烫伤

病例介绍

一般资料：患儿，男，1岁，幼儿期。

主诉：开水烫伤2小时。

现病史：2小时前患儿意外碰翻开水壶，热液烫伤头面颈及前胸部。患儿奶奶在场，立即脱去患儿衣物，使用牙膏涂抹烫伤部位。4小时后由120送至医院急诊，急诊以："头面颈、前胸部33%深浅Ⅱ度烫伤"收治入院。自发病以来，患儿精神状态欠佳，烦躁，哭闹明显，未进食，无尿。

入院查体：T 36.8℃，P 130次/min，R 30次/min，BP 80/40mmHg，体重10kg。神志清，烦躁，哭闹明显，精神状态欠佳，4小时无尿。口腔内黏膜色红，头面颈及前胸烫伤部位暴露，可见大小水疱，基底红白相间，渗出多，触痛阳性。

实验室及其他检查：

血常规：白细胞11.12×10^9/L，血红蛋白92g/L，中性粒细胞70%。

胸部X线片：双肺纹理增粗。

诊疗经过：入院后立即口腔科会诊。开放两条上肢静脉通路，遵医嘱给予扩容、禁食水、抗感染、抑酸治疗。口腔内给予表皮生长因子外用，头面部烫伤创面暴露，给予银愈生物凝胶涂抹，颈部及前胸部烫伤创面给予敷料包扎固定，肌内注射破伤风抗毒素针，留取血样标本，留置导尿管，给予心电监测及氧气吸入。入院后第2天换药，前胸部烫伤创面水疱疱皮已破。入院第3天全麻下行清创术。术后第3天换药，口腔创面已基本愈合，头面颈部分创面已结痂，前胸部可见2cm×3cm创面，有蛋白性渗出。术后第6天换药，头面颈部部分创面已全部结痂，前胸部可见 1.0cm×1.5cm 创面，渗出较前减少。术后第 9 天换药，头面颈部创面部分已全部结痂，部分已脱痂，基底新生上皮色红，给予祛瘢药物涂抹。前胸部创面已全部结痂。患儿于术后第 11 天出院。

问题

1. 儿童头、面、颈及前胸部烫伤，入院后为何立即进行口腔科会诊？

当儿童头面部烫伤后，尤其是口唇发红有水疱者，首先需要警惕呼吸道受损情况。需要请口腔科及耳鼻喉科会诊，要观察口腔内烫伤的情况，做喉镜检查了解咽喉部黏膜情况，有无喉头水肿。因会厌水肿造成的呼吸困难，需行气管插管辅助呼吸。

2. 患儿入院后，烦躁哭闹明显，创面渗出多，4 小时内无尿，提示患儿出现什么症状？此时如何进行处理？

提示患儿出现低血容量休克。

此时应迅速建立多条通路保证循环。本例患儿于左、右肘正中静脉留置通路，留取血样标本，申请新鲜冰冻血浆。经左肘静脉通路给予 0.9% 氯化钠注射液 200ml 快速静脉滴注，30 分钟内静脉滴注完毕后，患儿尿量 10ml，给予低分子右旋糖酐注射液 200ml 静脉滴注，60 分钟内静脉滴注完毕，患儿尿量 40ml。血浆经血库取回后，经右肘静脉通路给予新鲜冰冻血浆 200ml，速度 50ml/h 匀速输入。左肘静脉通路给予 10% 葡萄糖氯化钠钾注射液 300ml，速度 50ml/h 静脉输入。入院后 10 小时，再次给予 0.9% 氯化钠注射液 100ml 及低分子右旋糖酐注射液 100ml 交替输入。另一静脉通路维持输入 10% 葡萄糖氯化钠钾注射液。补液过程中遵循先晶后胶、先盐后糖、先快后慢、见尿补钾的原则，遵医嘱合理补液，尽早恢复有效循环血量。补液后观察并记录患儿生命体征，了解精神状态，有无口渴及皮肤黏膜情况，密切记录尿量，尿量少于每小时 10ml（体重 ×1ml），提示体液不足，应加快补液速度。

3. 烫伤后 48 小时内，患儿处于急性渗出期，此时应如何进行补液？

急性渗出期儿童补液方法分为两个时间段，分别为第一个 24 小时和第二个 24 小时。第一个 24 小时补液量为创面丢失量 + 生理需要量，其中创面丢失量计算方法为：1% 烫伤面积 × 公斤体重 ×2 ~ 3ml，晶胶体比为 1:1。前 8 个小时补充一半，后 16 个小时补充剩下的一半。生理需要量计算方法为第 1 个 10kg 每公斤 100ml，第 2 个 10kg 每公斤 50ml，第 3 个 10kg 每公斤 20ml。第二个 24 小时创面丢失量为第一个 24 小时的一半。生理需要量计算不变。

4. 烫伤创面存在水疱，影响包扎效果，可以去除吗？正确的创面处理方法是什么？

给予患儿一定的镇静、镇痛措施后，烫伤创面水疱可以去除。烫伤创面正确处理方法是碘伏棉球消毒创面后，盐水棉球二次消毒创面。小水疱可不处理，大水疱可用无菌针头在水疱下缘挑破，保留完整的水疱皮，清除黏附的异物和已脱下的疱皮，吸干创面水分，开口部位选择利于引流的方向，伤口表面覆盖银离子抗菌功能性敷料，烫伤处用纱布覆盖后行绷带固定。直至创面上形成一层痂皮为止，保持创面干燥、通风、结痂后防止小儿抓伤，可适当约束。创面不要受压，环形烫伤创面要定时翻身，以防溶痂。根据烫伤部位，抬高患肢避免患肢水肿，并观察患肢血运情况。

5. 患儿眼、耳、口、鼻烫伤后，如何进行精细化护理？

儿童眼、耳、口、鼻等头面部区域烫伤后创面宜采用暴露疗法，给予合适的药物或敷料涂抹。眼：伤后第2天双眼肿胀，眼睑外翻，给予妥布霉素滴眼液并凡士林油纱覆盖，伤后第四天，双眼肿胀消退。

耳：外耳道口给予干棉球填塞，防止渗出液进入耳内，棉球浸湿后随时给予更换。

口：口腔内创面给予表皮生长因子外用。患儿能耐受的情况下鼓励及早经口进食。食物温度不可过烫，喂食过程中，使用微量勺喂食固体食物，吸管喂食汤水，防止食物污染创面，饭后漱口。

鼻：鼻腔内容易被分泌物形成的干痂堵塞，护理时要用棉签蘸清水擦拭，然后给予石蜡油涂抹，保持湿润通气。

6. 出院后，如何指导患儿进行功能锻炼，防止瘢痕形成？

防治瘢痕贯穿治疗始终。早期治疗过程中，正确的体位摆放可以促进创面快速愈合，从而减轻瘢痕的形成。关节部位为防止瘢痕挛缩，在治疗创面同时给予支具固定于恰当的体位，并鼓励功能锻炼。出院时指导患儿及家长忌食辛辣刺激食物，禁止抓挠、磕碰愈合创面，避免强紫外线照射，以免加重色素沉着。门诊对患儿进行早期瘢痕管理，指导患儿及家长正确涂抹祛瘢药及使用瘢痕贴，早期功能锻炼，并合理佩戴弹力衣及支具，门诊定期复查。如瘢痕充血明显可以采用激光治疗，辅以加压垫片。瘢痕稳定后仍存在明显增生或者瘢痕安排手术重建。该患儿可以采用颈部后伸，肩关节外展90°，进行功能锻炼。

专科知识

烫伤后正确处理方法

首先使用清洁流动冷水冲洗受伤创面 10～30 分钟，可以减轻疼痛，使创面温度降低，减少创面继续加深；其次脱去患儿外层衣物，必要时使用剪刀剪开粘贴于创面上的衣物，避免直接撕脱衣物，然后使用冷水或冰水混合物浸泡创面 10～30 分钟，注意避免冻伤；最后使用无菌或相对干净棉布覆盖创面，转至医院继续治疗。

评价

头面部烫伤患儿入院后，首先需排除呼吸道受损。急性渗出期通过合理的补液可以预防低血容量休克的发生。换药过程中，眼、耳、口、鼻的精细化护理尤为重要，正确的创面评估，及早手术，可以促进创面快速愈合。创面愈合后，及早进行功能锻炼及穿戴弹力衣可以减轻瘢痕的形成。

案例二 小耳畸形

病例介绍

一般资料：患儿，男，7 岁，学龄期。

主诉：生后发现右侧小耳畸形，一期术后 3 个月。

现病史：患儿生后发现右侧耳部外观异常，至医院就诊，医生告知患儿 5～7 岁可予手术治疗。患儿 7 岁时于我院门诊就诊，以右侧小耳畸形收入院，于全麻下行扩张器置入术。经门诊注水 3 个月后，再次入院于全麻下行扩张器取出 + 肋软骨取出 + 耳郭成形术。自发病以来，患儿精神状态佳，体力情况好，食欲、食量正常，睡眠情况佳。

入院查体：T 36.8℃，P 98 次 /min，R 18 次 /min，BP 95/45mmHg，神志清，精神状态佳，右侧耳部可见部分皮赘，无正常耳郭，听力正常。右侧耳后可见扩张器置入后皮肤肾形隆起及手术切口，无破溃。

实验室及其他检查：

颞部 CT + 平扫：右侧听小骨形态欠规则。

诊疗经过：入院后立即完善相关术前检查及术前准备。入院后第 2 天于全麻下行"扩张器取出 + 肋软骨取出 + 耳郭成形术"，术后给予敏感抗生素抗感染治疗，罂粟碱预防局部皮瓣血管痉挛，促进血液循环。右耳伤口引流管持续负压引流。术后第 1 天，右耳部及左胸部伤口敷料干洁，伤口引流液颜色呈血性，24 小时引流量 25ml。术后第 3 天，给予右耳部及左胸部伤口换药，伤口干洁无分泌物，引流液颜色呈浅血性，24 小时引流量 5ml。术后第 4 天，伤口引流液颜色呈黄色，24 小时引流量 0ml，术后第 5 天，给予拔除引流管。于术后第 7 天出院。

┌ **问题** ┐

1. **该患儿入院查体提示右侧耳部可见部分皮赘，未见正常耳郭属于小耳畸形哪一型？每型临床表现有何不同？**

先天性小耳畸形分为四型，该患儿入院查体右侧耳部仅可见部分皮赘，未见正常耳郭属于Ⅳ型无耳畸形。

Ⅰ型：耳郭总体轮廓小，常合并杯状耳或招风耳等耳畸形，治疗不需耳郭再造，可通过耳郭畸形矫正调整两侧大小和形态。

Ⅱ型：耳郭的部分解剖结构可辨认，其中ⅡA型耳郭上部折叠的软骨量较多，可行耳郭畸形矫正术；ⅡB型则需耳郭再造术。

Ⅲ型：最为常见，残耳形态不规则近似花生状、腊肠状等，需行耳郭再造术，可利用残耳组织形成耳垂。

Ⅳ型：患侧仅为小的皮赘或分散的山丘状隆起或耳郭完全缺失也称无耳畸形，局部无可供利用的残耳组织，需行全耳再造术。

2. 患儿为二次入院，小耳畸形手术需分几次进行？每次手术如何进行？

本患儿为Ⅳ型小耳畸形需进行三期手术。第一期行扩张器置入术；第二期行扩张器取出＋肋软骨取出＋耳郭成形术；第三期行耳再造修整术。

第一期扩张器置入术：扩张器主要由扩张囊、注射壶和导管组成。扩张器置入病变邻近区域，置入的扩张器应展平，导管不应折叠，注射壶留置于预先分离的皮下腔内。伤口引流管远端需放置到最底部，对皮肤分层缝合。缝合完成后，可穿刺注射壶进行回抽再注入 5～10ml 0.9% 氯化钠注射液，检查注射壶有无翻转，导管有无折叠，扩张囊有无破裂。注射液常规选用 0.9% 氯化钠注射液。注射自术后 5～7 天开始进行，每周注射 1～2 次，每次注射量取决于表面皮肤的松弛度和扩张器的容量。连续注水 3 个月，可进行二期手术。

第二期扩张器取出＋肋软骨取出＋耳郭成形术：首先经原切口取出扩张器，其次截取患耳对侧自体肋软骨，在第 6、7、8 肋软骨软硬交界处及第 6、7 肋联合处 3cm 左右将肋软骨切下，保留软骨膜，雕刻成耳软骨支架，沿发际扩张器边缘切开皮肤，剥离或划开周围纤维包膜，并将皮瓣掀起，分离深部的筋膜瓣，将雕刻好的支架放置于皮瓣和筋膜瓣之间，支架下端插入耳垂。

第三期耳再造修整术：通常二期术后一年可进行三期手术，对耳部亚结构进行"精雕细琢"。

3. 患儿术后留置引流管放置于组织最底部，护理时应注意什么？

术后给予患儿平卧位，确保引流管根部不受压。使用 3M 弹力绷带将引流管与皮肤表面再次粘贴牢固，引流管呈 U 字形固定，随时检查引流管有无打折、扭曲、受压，引流管与减压瓶接口处紧密连接，防止断开，减压瓶低于耳部伤口 30cm，每天观察并记录引流液颜色、性状及量，引流液逐渐减少，颜色由血性、浅血性变至黄色，可拔除引流管。

4. 患儿年龄 7 岁，针对学龄期儿童，如何进行心理护理？

先天性小耳畸形影响容貌，对患儿的心理发育有很大影响，随着年龄增长，患儿容易出现自卑、抑郁等心理，家长也容易出现焦虑情绪。住院期间，医务人员应多与患儿聊天，介绍成功案例，将同病种，同一年龄段患儿安排在同一病室。出院后家长加入病房专病管理微信群便于对其进行术后指导及随访。手术时机选择在 5~7 岁，一是因为已有足够的肋软骨用于重建耳软骨，应用自体组织手术效果好；二是因为在上学前完成手术，解决畸形问题，可以从根本上解决患儿心理问题。

专科知识
扩张器分类

种类	规格	置入后外观	适用部位
圆形	30ml、50ml、100ml、200ml、300ml、500ml 不等	呈半球面状，中央扩展率最高，由中央向外周递减	各个部位
方形	100ml、200ml、300ml、500ml 不等	呈方形，边角圆滑，形成皮瓣后易于向前滑行推进	躯干及四肢

续表

种类	规格	置入后外观	适用部位
肾形	30ml、50ml、100ml、300ml 不等	呈肾形隆起,内侧弧度较小,外侧皮肤扩展率大于内侧	下颌、颈部、眶下、耳后
特殊型	特殊定制	眶周呈新月形;下颌呈马蹄形等	特定部位特定设计

评价

小耳畸形患儿需要多次手术,一期扩张器置入术后,扩张器的注水及日常护理尤为重要。二期扩张器取出+肋软骨取出+耳郭成形术,患儿年龄及肋软骨成熟度是手术的关键。三期耳再造修整术需要医生耐心进行精雕细琢。通过以上三期手术治疗,患儿右侧接近健侧左耳外观,顺利出院。小耳畸形术后,不仅要有扩张器护理、引流管固定及心理护理等专业护理措施,还要注意观察患儿及家属心理,使患儿可以在治疗疾病的同时,拥有开心的笑颜。

案例三　先天性黑色素细胞痣

病例介绍

一般资料:患儿,男,1 岁,幼儿期。

主诉:背部巨痣部分切除+扩张器置入术后 3 个月余。

现病史:患儿生后发现背部巨大黑痣,生后一年就诊于我院门诊要求手术,门诊以"先天性背部巨大黑色素痣"收入我科室,入院后于全麻下行"背部黑痣部分切除+扩张器置入术",术后 3 天患儿出院。门诊扩张器注水 3 个月余,以"背部巨大黑色素痣扩张器置入术后"收入我科室。自发病以来,患儿精神状态佳,食欲佳,大小便正常。

入院查体：T 36.8℃，P 114 次 /min，R 24 次 /min。黑痣周围可见扩张器置入，巨大黑色素痣呈棕黑色，质地柔软，界限清晰，高低不平，粗糙肥厚，伴有毛发生长，呈兽皮状。外周呈小卫星灶，分布于头面部、背部、前胸及臀部。

实验室及其他检查：

组织病理检查：恶性黑色素痣。

诊疗经过：入院后立即完善相关术前检查技术前准备。入院第 2 天全麻下行"扩张器取出 + 带蒂皮瓣转移术"，术后留置伤口引流管，抗感染治疗。术后回室时皮瓣血运良好，术后 12 小时，皮瓣呈苍白色，立即通知医生，给予创面换药，拆除部分敷料，遵医嘱给予 0.9% 氯化钠注射液 100ml + 罂粟碱注射液 30mg 静脉输入，处理后 1 小时皮瓣苍白情况较前好转，处理后 7 小时皮瓣颜色转呈肉色，引流管引流液颜色呈血性，24 小时引流量 20ml。术后第 2 天，皮瓣血运良好，引流液颜色呈浅血性，24 小时引流量 5ml，术后第 3 天，引流液颜色呈黄色，24 小时引流量 0ml，停止静脉输入罂粟碱，术后第 4 天，拔除引流管。术后第 14 天于全麻下行断蒂 + 拆线术，清醒后出院。

┌ 问题 ┐

1. 患儿两次入院进行手术，针对不同手术要求，应如何做好皮肤准备？

首次入院时，黑痣处皮肤完整，呈兽皮状，备皮存在较大困难。术前备皮时，一手绷紧黑痣处皮肤使之平展，一手持剃刀轻轻刮除黑痣处毛发，使用湿润棉签，将黑痣高低不平处皮肤擦拭干净，使用无菌纱布擦拭黑痣处皮肤及周围皮肤，因一期手术，需要于黑痣周围埋置扩张器，备皮范围需增加至黑痣周围皮肤30cm。

再次入院时，患儿体内埋置扩张器，皮肤扩张器注水后隆起，避免磕碰、撞击及尖锐物触碰，穿柔软纯棉不掉色衣物。二期手术，需将残存黑痣及扩张器处皮肤进行皮肤准备，备皮时，使用剃刀轻轻刮除毛发，皮肤褶皱处使用备皮刀往往不能刮除干净，需使用修眉刀刮除。

2. 巨大黑色素痣与普通小型黑痣治疗方法有何不同？可以一次根治吗？

直径1mm以下的小型黑痣可以采用激光等非手术治疗方法。直径大于3mm的黑痣，可以使用梭形切除或分次切除；$144cm^2$以上巨大黑痣，可以选择扩张器、植皮或各种皮瓣覆盖。

3. 带蒂皮瓣转移术后12小时，患儿皮瓣呈苍白色，提示出现了什么情况？应如何进行处理？

患儿皮瓣呈苍白色，提示出现动脉供血不足。

因血管痉挛引起的供血不足可以使用罂粟碱注射液，罂粟碱注射液对血管有直接的非特异性松弛作用，可以预防和解除血管痉挛，减少血管阻力，增加皮瓣循环血流量，提高皮瓣成活率。但不是所有患儿均适用，罂粟碱适用于有动脉血管危象的患儿。儿童可静脉注射，每天四次，每次1.5mg/kg。

4. 皮瓣术后护理观察重点是什么？

术后需重点观察皮瓣颜色、温度、肿胀情况及毛细血管充盈反应。

（1）颜色：皮瓣颜色为肉色，若皮瓣呈现苍白颜色，提示出现动脉供血不足；若皮瓣呈现紫红或暗紫色，提示出现静脉回流受阻；若皮瓣呈现青紫或发花的颜色，提示动静脉回流均受阻；若皮瓣呈现紫黑色，提示出现毛细血管受阻。

（2）温度：皮瓣移植术后，温度略微下降，一般不低于皮温 3 ~ 6℃。

（3）肿胀情况：皮瓣移植术后，会有轻微肿胀和皮纹皱褶。若皮瓣肿胀明显，质地变硬，皮纹消失，则提示出现血管危象。

（4）毛细血管充盈反应：用手指或棉签轻压皮瓣，放开后可见变白的区域再度变红，变红过程越快说明循环越好，如果过程大于 5 秒，提示出现微循环功能异常。

5. 如果出现血管危象，怎么处理？

静脉危象的处理：静脉危象多见于静脉栓塞，早期可行手术探查。局部应用小剂量肝素，有抗凝、解痉的作用，同时能促进血管内皮细胞生长，抑制血小板凝集。

动脉危象的处理：发生动脉危象时，首先应检查敷料包扎是否过紧，有无血痂压迫伤口，张力是否过大，有无血肿或肿胀，如发现应立即排除，同时适当升高室温，适当拆除缝合利于引流，如有改善则继续上述治疗，如无明显改善需立即进行急诊手术。

6. 皮瓣术后留置伤口引流管会影响皮瓣血运吗？拔管指征是什么？

不会影响皮瓣血运，术中将引流管远端放置到组织最底部，引流管与皮肤表面使用手术缝线进行简单缝合，减少脱出及引流不畅的风险。术后使用弹力绷带将引流管与皮肤表面再次黏贴牢固，引流管呈 U 形固定，引流管与减压接口处紧密连接，防止断开，减压瓶低于黑痣处伤口30cm。每天观察并记录引流液颜色、性状及量，引流液逐渐减少，颜色由血性、浅血性变至黄色，可拔除引流管。

┌ 专科知识 ┐
黑痣分型及表现

分型	表现
交界痣	病灶分布在表皮与真皮交界处。表现为边界清晰淡棕色至黑色的斑块或轻度隆起皮面的丘疹,直径多在 0.6 ~ 0.8cm 之内,病灶呈圆形或椭圆形,边缘光滑,无毛发。交界痣可发生在皮肤、黏膜的任何部位
皮内痣	病灶均分布在真皮内。表现为半球形隆起皮面、淡褐色或皮色的小肿物;直径多在 1.0cm 之内,表面光滑,有时中央可有一根或数根毛发。有时皮内痣的下方可能合并表皮样囊肿,当囊肿破裂时,临床表现为原有的皮内痣表面及周围轻度发红,有时被疑及黑痣恶变而就诊
混合痣	兼有交界痣及皮内痣的特点。表现为隆出皮面的、褐色至黑色的丘疹或斑丘疹,界限清晰,常生有毛发,四周见色素呈弥漫性减淡

┌ 评价 ┐

患儿黑痣面积较大,共进行三期手术,针对不同手术需求,给予相应的皮肤准备。术后引流液的观察及皮瓣的观察尤为重要。动脉血管危象及静脉血管危象是术后最常见的并发症,及时给予相应处理可以增加皮瓣成活率。

■ 案例四 血管瘤

┌ 病例介绍 ┐

一般资料:患儿,男,3 个月,婴儿期。

主诉:出现喉喘鸣 1 个月余。

现病史:患儿生后 2 个月出现气促、喉鸣、喉部有痰鸣音就诊。于外院以"急性喉炎"对症治疗，间断治疗 1 个月后，患儿病情逐渐加重。患儿突然出现喉喘鸣，喂养困难，呼吸窘迫，于医院就诊，CT 提示：喉室较狭窄；提示声门下血管瘤。急诊以"声门下血管瘤"收入院。自发病以来，患儿精神状态弱，纳奶差，睡眠情况不佳。

入院查体：T 36.8℃，P 162 次 /min，R 38 次 /min，BP 74/46mmHg，体重 6kg，精神状态弱，声门下有一血管瘤，色紫红。

实验室及其他检查：

血常规：中性粒细胞 61%。

颈部增强 CT：声门下局部气道较狭窄；增强扫描局部可见"丘样"强化，提示声门下血管瘤。

胸部 X 线片：双肺纹理增粗。

诊疗经过：入院后完善相关检查和术前准备。给予氧气吸入及对症处理。入院第 2 天全麻下行纤维支气管内镜下诱导型射频消融术。术后转入儿童重症监护室进一步治疗。患儿术后 48 小时拔除气管插管，病情平稳后于术后第 3 天转入病房继续治疗。给予抗感染、支持和对症治疗及个性化护理。术后第 4 天经鼻留置胃管，常规重力滴入配方奶。给予普萘洛尔 2.0mg，q.12h. 鼻饲，同时给予心电监测及管道氧 2L/min，服药后半小时测量血糖，第一次服药后血糖 1.6mmol/L，P 81 次 /min，R 35 次 /min，BP 75/40mmHg，立即通知医生，给予 10% 葡萄糖 10ml 鼻饲，半小时后复测血糖 3.9mmol/L，P 135 次 /min。12 小时后普萘洛尔剂量改为 1.5mg，服药后血糖 6.1mmol/L。术后第 5 天给予普萘洛尔 1.5mg，q.12h. 鼻饲，服药后血糖分别为 4.0mmol/L 和 4.3mmol/L，纤维支气管镜下观察瘤体面积未见明显变化。术后第 6 天给予普萘洛尔 2.25mg，q.12h. 鼻饲，血糖正常范围。术后第 7 天，给予普萘洛尔 3.0mg，q.12h. 鼻饲，服药后血糖分别为 4.9mmol/L 和 4.3mmol/L，观察瘤体面积较前减小，颜色较前变浅，厚度变薄。拔除胃管，经口喂养，患儿纳奶好，未见呕吐及呛咳。术后第 8 天继续给予普萘洛尔 3.0mg，q.12h. 口服，观察瘤体面积继续减小，颜色及厚度未变。术后第九天，给予普萘洛尔 4.02mg，q.12h. 口服，服药后血糖分别为 4.9mmol/L 和 5.0mmol/L，观察瘤体面积继续减小，颜色较前变浅，厚度变薄。患儿未见服药不良反应，治疗效果明显，于术后第 10 天出院。

┌ 问题 ┐

1. 血管瘤的治疗方案

（1）随访观察，等待其自然消退。

（2）手术切除：一般不推荐在增生期进行。因肿瘤血供丰富，容易出血，尤其对面部等特殊部位的病灶，医源性的损伤与肿瘤消退后再切除残迹相比，美观效果差，选择更应特别慎重。不得已切除增生期血管瘤的指征包括：①对药物治疗不敏感；②病灶局限，解剖部位安全；③不需要复杂的重建技术；④日后无法避免切除，瘢痕相似。

（3）局部注射：可以用在小的、局限性的阻挡视轴或鼻道，或可能造成毁容的敏感部位（如眼睑、嘴唇、鼻部等），采用激素、平阳霉素、聚桂醇等药物，但需要注意注射不当容易造成缺血、坏死、破溃。但对于某些眼眶周围的血管瘤，尤其在新生儿时期增长迅速，有使眼睛不能睁开趋势者，需要及时选择注射治疗来控制血管瘤，以防视力受损。

（4）口服药物：全身性应用皮质激素可用在体积庞大的或多发性血管瘤患儿，但激素存在众所周知的副作用，目前采用普萘洛尔治疗面积较大的增生期血管瘤的效果在部分病例中也得到肯定。

（5）激光：属局部的方法，但脉冲激光治疗增生期血管瘤是禁忌证，可用在血管瘤消退期，治疗残留的血管扩张。但是激光治疗血管瘤对面部及一些特殊部位要特别慎重，以防发生可能的"医源性"损害。

2. 患儿为声门下血管瘤，位置特殊，手术难度大，术后护理的重点是什么？

术后应注意观察患儿的面色、口唇有无紫绀，呼吸、血压、血氧饱和度的变化，遵医嘱予以心电监测、氧气吸入、雾化、吸痰等处理。严密监测患儿的体温、心率、呼吸、血压等生命体征变化。患儿进食困难，遵医嘱行鼻饲管喂奶。密切观察患儿口咽部有无出血和呼吸困难表现，如气促、发绀、三凹征等，及时清除口咽鼻部的分泌物、痰液或渗出的血液，保持呼吸道通畅。全面评估患儿病情，做好各项护理交接班记录。如因瘤体增大造成呼吸道梗阻导致窒息，需向家长交代病情发展的可能性，并提前准备气管插管事宜。

3. 患儿术后给予普萘洛尔，服用期间需要注意什么？儿童服用剂量小，如何保证服用剂量精准？

普萘洛尔为 β 受体阻滞剂，服用药物可能的副作用包括低血糖、低血压、心率减慢等。本患儿在第一次服用药物后出现低血糖，故宜选择在进食 30～60 分钟后服药，避免空腹服药。为保证有效的血药浓度，每 8～12 小时给药一次。患儿精神不好时，需查明原因后减药或者停药。

由于婴幼儿年纪小，体重低，用药剂量小，为保证药物剂量准确，可把普萘洛尔溶于灭菌注射用水中，10mg 溶于 10ml 灭菌注射用水，药液完全溶解均匀后，用注射器抽取需要的剂量，如患儿进食后呕吐，应适当补充药量。普萘洛尔与食物同服，可延缓其肝内代谢，提高生物利用度。现市面上已有口服剂型，但价格较贵，酌情选用。

4. 患儿首次服药后出现心率减慢及低血糖等药物不良反应，应该如何进行处理？

该患儿表现为心率减慢及低血糖，给予心电监测及 10% 葡萄糖 10ml 鼻饲，半小时后复测血糖 3.9mmol/L，P 135 次 /min，R 38 次 /min，BP 80/40mmHg。立即告知医生，将下次服药剂量调整为 1.5mg，服药后测血糖为 6.1mmol/L。

┌ 专科知识 ┐

普萘洛尔药物副作用

（1）心率减慢，血压降低：一般情况下心率减慢血压降低为一过性，服药后 2～3 小时最为明显，因此在口服普萘洛尔期间，给予心电监测。

（2）低血糖：普萘洛尔可使血糖降低，低血糖好发于饥饿状态时。鼓励患儿少食多餐，避免空腹服用普萘洛尔，患儿口服普萘洛尔后 0.5～1 小时测量血糖。

（3）消化道不良反应：胃肠道反应为常见的不良反应。应鼓励患儿进食高热量、高蛋白、富含维生素易消化的饮食，保证热量供给。

（4）皮疹：口服普萘洛尔后 24 小时，观察患儿瘤体的张力、颜色、皮温情况。第 48～72 小时，可触摸到瘤体厚度是否较前变薄，面积大小改变多出现在颜色及质地发生改变后。注意观察皮疹的位置、颜色、大小、有无痒感及破损，给患儿穿柔软宽松的衣物，剪短指甲避免抓破皮肤。若患儿服药后出现皮疹，可予口服氯雷他定、炉甘石洗剂外涂。

（5）哮喘：由于普萘洛尔可使支气管痉挛加重，用药前应详细询问家长有无哮喘病史。若服药后出现呼吸困难，应立即给予氧气吸入、平喘等对症处理，停止口服普萘洛尔。

┌ 评价 ┐

儿童血管瘤分型复杂，治疗方法多样，该病例通过口服普萘洛尔作为主要治疗手段，服药期间，根据体重严格控制用药剂量，服药后监测心率、血压、血糖、精神状态等措施，防止并发症发生。通过以上治疗方法及护理措施患儿顺利出院。服用普萘洛尔期间，不应局限于观察有无效果，观察有无副作用同样重要。

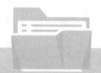

第三章

肿瘤外科疾病案例

案例一　卵巢肿瘤

病例介绍

一般资料：患儿，女，6 岁，学龄前期。

主诉：间断腹痛伴呕吐 1 天。

现病史：1 天前，患儿无明显诱因出现间断脐周腹痛，伴恶心呕吐。呕吐物为胃内容物，持续 2 小时，可自行缓解，其后反复发作。无腹泻，无发热。盆腔 B 超提示右侧卵巢囊性畸胎瘤扭转 540°，诊断为"右侧卵巢畸胎瘤伴扭转"。发病以来，患儿精神反应一般，纳差，活动耐力降低，大小便正常，睡眠一般。

入院查体：T 36.5℃，P 112 次 /min，R 23 次 /min，BP 102/58mmHg，身高 122cm，体重 30kg。发育正常，营养良好，正常面容，表情自如，自主体位，下腹压痛、无反跳痛，墨菲征阴性。下腹部可触及一包块，大小约为 7cm×6cm，表面光滑，活动度可。腹部叩诊呈鼓音，移动性浊音阴性。

实验室及其他检查：

子宫卵巢超声：右侧卵巢囊性畸胎瘤扭转 540°。

盆腔 CT 平扫：盆腔低密度为主占位，其内少许分隔，左后缘点状钙化。膀胱及乙状结肠受压改变。

钠：131.1mmol/L，氯：90.6mmol/L。

诊疗经过：入院后立即完善术前各项检查。给予患儿术前皮肤、胃肠道准备，葡萄糖氯化钠钾 200ml 静脉滴注。患儿符合术前禁食水时间要求，于患儿入院 2 小时后，急诊下行"右侧卵巢畸胎瘤剥除术 + 卵巢复位术"。术后携带尿管安返病房。给予禁食水、补液、抗感染、止血、营养支持等对症治疗。术后第 1 天给予拔除尿管，排气后试饮水，饮食逐步过渡至正常。患儿主诉伤口及腰背部疼痛，给予止痛，协助下床活动后症状缓解。白细胞：$13.3 \times 10^9/L$，给予头孢美唑钠静脉滴注抗感染治疗。术后第 3 天，患儿饮食正常，大小便正常，下床活动可耐受。术后第 4 天，患儿复查血常规、性激素正常，伤口愈合良好，无不适，遵医嘱出院。

问题

1. 该患儿入院时护理查体及评估重点包括哪些内容？

患儿突然起病，卵巢肿瘤症状不典型，以胃肠道相关症状为主要表现，其主要阳性体征可能为下腹压痛、移动性浊音阳性。

该患儿的重点查体内容包括：生命体征、意识状况、面容、末梢循环状况、腹痛位置、性质、持续时间等以判断患儿是否有卵巢肿瘤破裂出血情况。

该患儿的重点护理评估为：疼痛评估、呕吐次数、量、性质评估、营养评估、跌倒坠床风险评估、患儿及家长心理情况评估等。根据护理评估内容快速给予相应处置。

2. 该患儿术后可能会出现哪些并发症？应如何给予针对性护理？

该患儿行腹腔镜卵巢畸胎瘤剥除术＋卵巢复位术。术后常见并发症为：恶心呕吐、肩背部疼痛、出血、肠梗阻。

（1）针对恶心呕吐：患儿手术为全麻静脉给药，麻醉药作用于呕吐中枢，同时全麻诱导期面罩加压给氧，气体进入消化道至肠管扩张、胀气等情况易造成患儿术后恶心呕吐。因此，术前向患儿及家长做好手术方式、麻醉过程、可能出现的并发症等健康宣教，建立心理预期。术中给予控制恶心呕吐药物。术后患儿若出现恶心呕吐症状时给予去枕平卧，头偏向一侧，防止呕吐物误吸，导致窒息给予心理疏导。

（2）针对肩背部疼痛：因腹腔镜手术需注入 CO_2 加压形成人工气腹，以及术中头低足高的体位使气体进入皮下组织，导致术后出现肩背部疼痛。术后给予患儿低流量吸氧，并协助患儿多翻身、尽早下床活动，促进皮下气体吸收。

（3）针对出血：腹腔镜手术创面小，出血不易观察。当出现持续出血时患儿会出现腹痛、里急后重、低循环血容量休克等症状。术后密切关注患儿生命体征、末梢循环、尿量等情况，正确给予止血药物输注，若出现以上症状及时通知医生。

（4）针对肠梗阻：腹部手术由于肠粘连、肠蠕动缓慢易导致肠梗阻。术后给予患儿由饮水→流食→半流质饮食逐渐过渡到普食。协助患儿每天下床活动，促进肠蠕动。密切关注患儿是否出现呕吐、腹胀、停止排便等症状。若患儿发生肠梗阻立即给予禁食水、补液等相应处置。

3. 儿童卵巢肿瘤有哪些特点？

儿童卵巢疾病不多见。由于儿童生殖系统未发育成熟，临床表现不典型，常以腹痛、发热和恶心呕吐等急腹症症状就诊。同时年龄较小患儿腹部体征不明显或检查不合作，以及就诊前不规范的抗生素应用等因素导致其误诊率极高，延误治疗。故入院查体时要注意与阑尾炎等常见急腹症进行鉴别。

4. 患儿出院后应如何进行延续性护理？

（1）出院后给予高营养、高维生素、高热量、易消化食物，少量多餐。合理安排休息和活动，控制体重。

（2）伤口结痂未脱落前避免着水，保持干洁，定期换药。

（3）进行患儿及家长的心理疏导，手术保留卵巢，患儿依然有正常生育能力。

（4）每年定期检测患儿性激素水平情况，以判断患儿卵巢功能。

专科知识

卵巢肿瘤伴扭转与急性阑尾炎的鉴别

儿童卵巢扭转症状不典型，易被误诊为急性阑尾炎。

急性阑尾炎与卵巢肿瘤伴扭转的鉴别

	发病年龄	腹痛性质	压痛	反跳痛	胃肠道反应	体温	并发症
急性阑尾炎	高峰：青春期	早期为脐周疼痛后逐渐转移至右下腹	+	+	厌食、恶心、呕吐	体温升高	肠梗阻、腹膜炎、脓毒症
卵巢肿瘤伴扭转	可在任何年龄发病	腹部一侧尖锐的间歇性腹痛	+	-	腹痛急性发作时伴恶心呕吐	体温正常，卵巢破裂出血时可出现低热	肿瘤破裂出血、低血容量性休克

评价

儿童卵巢肿瘤症状不典型，肿瘤较小时一般无明显症状。当肿瘤增大并伴扭转时，可出现腹部一侧剧烈疼痛、伴恶心呕吐。肿瘤破裂出血时可出现低血容量休克表现。手术切除肿瘤、卵巢复位治疗是其常规治疗方法。护士术前应针对性评估患儿生命体征、腹痛情况、末梢循环情况以判断患儿一般状况。术后应给予半卧位、氧气吸入、正确补液、饮食指导并协助患儿尽早下床活动，以避免恶心呕吐、肠梗阻等并发症的发生。住院期间给予患儿及家属心理支持，定期复查监测卵巢功能。

案例二 肝母细胞瘤

病例介绍

一般资料：患儿，男，2 岁 11 个月，学龄前期。

主诉：腹胀 3 月余，规律化疗 4 次。

现病史：患儿于 3 个月前无明显诱因出现上腹胀，食欲减退。就诊于当地医院，腹部 B 超检查发现肝脏占位，查血甲胎蛋白（AFP）升高，诊断为肝母细胞瘤，后于当地医院行 4 周期化疗。化疗期间因输注凝血细胞发生周身皮疹，给予抗过敏治疗后缓解。今为进一步治疗来我院就诊，门诊以"肝母细胞瘤、Ⅲ度骨髓抑制"收入院。现患儿精神稍弱，食欲欠佳，体重无明显下降，睡眠情况良好。

入院查体：T 36.5℃，P 125 次 /min，R 26 次 /min，BP 82/46mmHg，患儿腹部稍膨隆，无腹水，肝区无叩击痛。

实验室及其他检查：

实验室检查：血清甲胎蛋白（AFP）1 964.32ng/ml，白细胞 1.23×10^9/L，血红蛋白 67g/L，血小板 44×10^9/L。

腹部超声：肝右叶被膜下见一混杂回声团，范围约 8.2cm×7.2cm×8.1cm，边界尚清，内回声不均，呈多结节状。

诊疗经过：患儿入院当天为改善骨髓抑制，尽快达到手术标准，给予皮下注射重组人粒细胞刺激因子 75μg，输注悬浮红细胞 1 单位，血小板 1 单位。输注血小板过程中患儿面部及前胸出现皮疹伴瘙痒，遵医嘱给予地塞米松 5mg 静脉输注后逐渐缓解。入院第 3 天全麻下行肝母细胞瘤切除 + 输液港植入术，术后携带胃管、腹腔引流管、导尿管及镇痛泵回室，植入输液港位于右胸壁处。术后第 1 天患儿精神较弱，颜面、眼睑、阴囊及双下肢等部位水肿，下肢部位指压可见轻微凹陷，同时出现少尿症状，人血清白蛋白 21g/L，考虑低蛋白血症。遵医嘱给予人血清白蛋白 6g/d，输注结束半小时后静脉注射强效利尿剂呋塞米 5mg 持续 3 天，患儿尿量逐渐增多，水肿渐消退。术后第 2 天患儿体温最高 38.3℃，白细胞 1.23×10^9/L，血小板 20×10^9/L，给予粒细胞刺激因子 75μg 皮下注射升白细胞，降温后输注血小板 1 单位，患儿体温下降后未再出现发热。术后第 3 天患儿精神仍较弱，并出现腹胀、手足轻微搐搦等症状，胃液黄绿色量 145ml，腹腔引流浅血性液 200ml，生化回报患儿血清钾 2.12mmol/L，血清镁 0.52mmol/L，血清钙 1.47mmol/L。考虑出现水电解质紊乱，遵医嘱给予补液，并给予补充钙、镁、钾等治疗。术后第 5 天患儿精神反应好，水肿完全消退，尿量正常，胃液量连续两天低于 50ml，拔除胃管试饮水后未见不适。术后第 6 天开始逐渐恢复正常饮食。术后第 10 天顺利拔除腹腔引流管，拔管后患儿无发热及腹部不适症状，于拔管后第 2 天顺利出院。

问题

1. 患儿入院时处于化疗后骨髓抑制期，此时期病情观察要点及主要护理处置有哪些？

骨髓抑制由患儿术前化疗导致，会增加感染和出血的风险。入院后应注意两点。①预防感染：监测患儿体温变化。安排单间病室，给予保护性隔离。集中操作，做好手卫生，限制人员探视。做好口腔护理，避免出现口腔溃疡。②避免出血：仔细查看患儿各处皮肤、黏膜有无出血点或瘀斑。给予各项安全措施，防止坠床跌伤。尽量保持安静，床上活动，严禁跑闹，防止碰撞造成出血。抽血时避免深静脉穿刺，各类穿刺后延长压迫时间至完全止血。饮食中注意避免骨渣、鱼刺造成出血。

2. 输注血小板应注意什么？患儿输注血小板时出现皮疹伴瘙痒，应如何处置？

血小板储藏条件为 22 ~ 24℃ 振荡保存，为避免取血后血小板在体外聚集，影响治疗效果，需现用现取，并以患儿能耐受的最快速度输注。针对本例患儿化疗期间曾因输注凝血细胞发生周身皮疹，输注时应先慢后快，且严密观察患儿生命体征，注意有无过敏反应。

患儿输注血小板时仅出现皮疹、瘙痒，为轻度过敏反应，遵医嘱给予抗过敏药、减慢输血速度并加强观察。注意输注抗过敏药物地塞米松静脉时必须缓慢，否则会出现一过性心率过快、恶心呕吐等症状。

3. 患儿术后常见并发症有哪些？应如何进行观察与护理？

针对本例患儿，常见的并发症有：出血（腹腔出血、上消化道出血）、肝功能不全、肺部感染、胆瘘。

（1）出血：出血是婴幼儿肝叶切除后常见和最危险的并发症之一，术后需密切观察并记录患儿生命体征、面唇色、神志变化、伤口渗血渗液情况、胃液及腹腔引流液颜色性质及量等。①腹腔出血：如腹腔引流液突然增多且呈鲜红色，并伴有面色苍白、心率、呼吸加快等情况，表明腹腔内有活动性出血，需及时报告医生，应用止血药物，积极扩容治疗，更换敷料后渗血减少，引流液转淡红色，量逐渐减少，生命体征趋于稳定。②上消化道出血：如患儿胃肠减压引流液为血性，应立即通知医生，并注意保持引流通畅，观察胃管引流液的颜色、性质及量，勿过度减压，同时按医嘱应用止血药及质子泵抑制剂。出血量较大时应加强生命体征监测，并立即开放两条以上的静脉通道，扩充血容量，做好抢救准备。患儿呕血时注意保持呼吸道通畅，避免误吸，做好口腔护理。

（2）肝功能不全：如术后患儿反复发热、腹胀、黄疸，出现转氨酶、胆红素升高，白蛋白减少等肝功能检查异常时提示肝功能恶化，应严密观察患儿神志变化，出现烦躁、意识障碍时应观察血氨是否增高，早期发现肝性脑病。遵医嘱给予保肝药物，补充人血白蛋白，少用或不用有损伤肝脏的药物。

（3）肺部感染：观察体温及呼吸的变化。病情稳定的患儿可于术后第 1 天起给予半坐卧位，按时雾化吸入，痰液黏稠不易排出时给予每两小时翻身拍背一次，协助排痰，必要时给予吸痰。

（4）胆瘘：术后密切关注患儿反应及观察腹腔引流管引流液的颜色及性质。若患儿出现发热、腹胀、腹痛、腹肌紧张，有压痛及反跳痛的临床表现，腹腔引流管内有绿色液体流出或伤口敷料处有绿色渗液，应立即告知医生，警惕发生胆瘘。一旦发生胆瘘需注意保持引流通畅，遵医嘱补液，伤口敷料处有渗出时及时更换，避免胆汁刺激局部皮肤。

4. 患儿术后由于出现低蛋白血症导致水肿，此时护理要点为何？

患儿为轻度水肿，护理中需注意：①体位护理。根据患儿水肿部位，为患儿安置平卧抬高床头并抬高双下肢，以减轻水肿，待水肿好转时可取半卧位，阴囊处用柔软的小毛巾折叠后垫起。②皮肤护理。由于水肿部位皮肤感知力差，潮湿、受压、剪切力均易造成损伤，继发感染。因此应保持患儿皮肤清洁干燥，出汗时及时更换宽松、柔软衣物，床单位保持平整、清洁。为患儿更换体位时动作轻柔，勿摩擦皮肤。③用药护理。应用利尿药期间严格记录每天尿量，监测电解质的变化。由于患儿血钾低，遵医嘱应用排钾利尿剂呋塞米时应及时遵医嘱静脉补钾，合理安排用药时机，并观察有无低血钾的表现，如肌无力、腹胀、恶心呕吐、厌食、口干等症状。

5. 患儿由于术后电解质紊乱，导致低血钾，出现了胃肠道麻痹性腹胀，此时应如何护理？

①在不能口服补钾时可采取静脉补钾，改善因低钾所致的腹胀及肠麻痹。由于患儿存在少尿，补钾时应关注尿量改善情况。②注意保持胃肠减压通畅，观察胃液的颜色、性质及量，并准确记录。胃液量较多时应及时通知医生补液，避免血钾进一步下降。③患儿年龄小，对手术引起的疼痛较敏感，易哭闹。患儿疼痛时可选用脸谱量表做好疼痛评估，给予各项镇痛措施，避免由于哭闹吸气而加重腹胀。④患儿正常进食后，应鼓励其多饮水、进食富含纤维素的食物，可给予腹部按摩、热敷促进肠道活动，并注意观察患儿排气排便情况。为预防低血钾造成的麻痹性肠梗阻，必要时可使用开塞露直接刺激直肠壁，促进肠蠕动，通过反射促进排气、排便。⑤血钾过低时，可导致代谢性碱中毒及反常性酸性尿，因此在纠正水电解质紊乱的同时也应注意保持酸碱平衡。

6. 患儿术中植入输液港，其目的与维护要点是什么？

植入式静脉输液港属于中心静脉导管，是一种完全植入体内的闭合式静脉输液系统。由于术后化疗需要，评估患儿病情、年龄后于术中植入。使用时以无损伤针（输液港专用工具）穿刺输液港底座，即可建立起输液通道，减少反复静脉穿刺的痛苦和难度。同时，输液港可将各种药物通过导管直接输送到中心静脉，依靠局部大流量、高速度的血液稀释和输送药物，防止刺激性药物对静脉的损伤。无损伤针置入后应 5 ~ 7 天更换一次，在不输液情况下仍需要每天冲管，保持管路通畅，避免堵塞。日常活动时应避免术侧肢体过度外展、上举或负重，避免撞击穿刺部位，避免俯卧位睡姿。治疗间歇期每四周对输液港进行冲、封管维护一次，每 3 ~ 6 个月复查胸部 X 线片。

专科知识

肝母细胞瘤肿瘤标志物的临床意义

血清甲胎蛋白（AFP）是肝母细胞瘤的肿瘤标志物，对于本疾病的临床诊断、评估治疗效果及监测疾病状态均有重要意义。与正常或轻微升高的 AFP 值相比，高 AFP 往往伴随更高的临床分期、更差的病理学分型以及更广泛的转移。治疗期间监测 AFP 值为治疗效果判定的有效指标，一般化疗后 AFP 可明显下降，下降不明显及升高时预示对化疗药物不敏感。如停止化疗后出现 AFP 升高时，应及时行超声、CT 或 PET-CT 等影像学检查，过往研究中复发患儿最早表现均为 AFP 升高。

评价

肝母细胞瘤是婴幼儿期常见的肝脏恶性肿瘤，主要治疗方案为手术切除肿瘤及辅助化疗。患儿术前化疗期易发生骨髓抑制，导致贫血、发热，感染及出血的风险增加，需注意观察患儿血常规、肝肾功能、口腔黏膜情况，指导患儿日常活动、饮食等。术后由于肝部分切除，创伤较大，术后并发症多，需严密监测患儿生命体征、精神神志、尿量变化、加强引流管的护理，同时注意有无发热、黄疸等症状，监测肝功能，做好患儿和家长的心理护理。出院时宣教后续治疗、病情观察、饮食护理、复诊方案等各方面内容，促进患儿康复。

案例三 肾上腺神经母细胞瘤

病例介绍

一般资料：患儿，女，4岁，学龄前期。

主诉：诊断神经母细胞瘤4月余，规律化疗5次，效果不明显。

现病史：患儿于4个多月前因反复发热、左下肢疼痛于外院就诊，行腹部B超、增强CT、骨髓穿刺活检诊断为"肾上腺神经母细胞瘤"，遂于外院行5周期化疗，效果不著。为进一步行手术治疗，以"左侧肾上腺神经母细胞瘤"收入院。现患儿精神食欲尚佳，大小便正常。

入院查体：T 36.8℃，P 128次/min，R 25次/min，BP 97/61mmHg，患儿腹平坦，腹壁柔软。左下肢间歇疼痛，疼痛时跛行。

实验室及其他检查：

B超：左侧腹膜后肾上腺区瘤灶范围3.9cm×1.9cm×3.1cm。

神经元特异性烯醇化酶（NSE）47.0ng/mL；24小时尿中香草扁桃酸（VMA）131.2μmol/24h。

诊疗经过：患儿携带PICC入院，立即给予完善相关检查及各项术前准备，于入院后第3天在全麻下行左侧肾上腺肿物切除术，手术顺利，术后携带胃管、腹腔引流管、导尿管及镇痛泵回室。术后给予尖吻蝮蛇血凝酶及酚磺乙胺注射液止血、奥美拉唑抑酸、门冬氨酸鸟氨酸注射液保肝、盐酸氨溴索注射液祛痰、头孢美唑钠注射液抗感染及白蛋白营养支持、补液等各项治疗。术后第2天患儿体温38.5℃，痰多，听诊双肺可闻及散在干湿啰音，白细胞15.43×10⁹/L，升级使用抗生素头孢哌酮钠舒巴坦钠，给予患儿抬高床头、布地奈德及乙酰半胱氨酸等药物雾化吸入、拍背后吸痰等措施，两天后患儿体温降至正常，4 天后患儿痰量少、易咳出，双肺听诊音清。术后第 4 天患儿出现口腔溃疡，给予评估后为 I 级口腔黏膜炎，遵医嘱给予生理盐水及康复新液交替漱口，外用重组人表皮生长因子外用溶液（金因肽）涂抹患处，3 天后好转。术后第 10 天顺利拔除腹腔引流管后出院。

问题

1. 患儿术前化疗效果不明显，入院后家长焦虑情绪明显，应如何进行心理护理？

家长的不良情绪可能导致对治疗及护理配合度降低，也可能间接导致患儿恐惧、焦虑。针对患儿家长对手术效果及预后的顾虑，责任护士可通过介绍成功案例、引导家长与同病室其他家长交流治疗经验等方法，帮助家长增加治疗信心。还可以向其详细宣教手术相关知识，如术前准备工作、术后各项治疗及护理、饮食营养规划、利于恢复的体位姿势、术后活动计划等，减轻家长因知识缺乏带来的焦虑。

2. 本例患儿术后常见并发症有哪些？如何观察与护理？

针对本例患儿的常见并发症有：感染，出血，肠粘连、肠梗阻，坠积性肺炎。

（1）感染：病室定时通风，保持空气新鲜，限制探视人数及次数。遵医嘱合理使用抗生素，执行各项医疗护理操作时应严格无菌操作。监测血常规，观察患儿体温变化并详细记录，体温升高时及时告知医生，遵医嘱给予降温措施。指导家长洗手后方可接触患儿。伤口敷料保持清洁、干燥，污染及松脱、卷边时及时通知医生更换，腹腔引流管路装置应定时更换，以免造成医源性感染。饮食应清洁、新鲜，不吃生、冷、硬、刺激性不易消化及不洁食物。按时维护中心静脉导管，观察穿刺点有无红肿及分泌物，出现异常时应通知医生，加强导管维护，必要时行细菌培养。

（2）出血：严密观察患儿生病体征变化、面唇色、神志等。观察皮肤、黏膜有无出血点或瘀斑等出血倾向；有无血性胃液、血便等消化道出血表现；有无伤口敷料渗血、血压下降等隐匿出血情况。监测患儿血常规变化。一旦患儿出现口唇苍白或发绀、烦躁不安、冷汗、意识淡漠、血压下降、脉搏加快、少尿、无尿等休克表现，应立即通知医生，同时给予吸氧及心电监测，做好抢救准备，迅速建立静脉通路，遵医嘱给予静脉补液、止血、输血治疗。出血患儿需注意观察出血部位、出血量、出血时间，血液颜色、性状以及止血的效果等，若患儿烦躁不安、头痛、呕吐、惊厥、昏迷则提示颅内出血。有出血倾向患儿尽量减少各类注射或深静脉穿刺抽血，必须进行穿刺时根据患儿凝血情况延长穿刺部位压迫时间。避免食用坚硬、多刺的食物，以防造成口腔黏膜损伤及牙龈出血。保持大便通畅，防止用力大便时腹压增高而诱发颅内出血。

（3）肠粘连、肠梗阻：腹部肿瘤患儿术后由于胃肠道暂时麻痹状态及腹腔炎症等原因，易引起粘连性肠梗阻，应注意观察患儿排气排便情况，及有无腹痛、腹胀、呕吐等症状，可通过腹部热敷、按摩下腹部（自升结肠、横结肠、降结肠顺时针做环形按摩）等被动肠道运动方式刺激肠蠕动，热敷及按摩时注意避开伤口。必要时可给予开塞露缓泻剂促进排气排便。

（4）坠积性肺炎：保持呼吸道通畅，清醒患儿鼓励自行咳嗽排痰；昏迷患儿，咽喉部有分泌物应及时抽吸，遵医嘱予雾化吸入，按时拍背吸痰，预防坠积性肺炎发生。

3. **术后患儿双肺部出现干湿啰音，应如何进行护理？**

由于患儿全麻手术气管插管破坏了呼吸道原有的屏障功能，

造成呼吸道分泌物增多，以及术后机体免疫力下降、卧床等原因，导致了肺部炎症。为避免形成坠积性肺炎，除了遵医嘱应用有效抗生素控制病情，还应注意：

①卧位护理：避免长时间平卧，给予坐位或半卧位，鼓励患儿下床活动，活动无耐力可采取床旁活动。②湿化气道、拍背吸痰：由于患儿痰液黏稠不易咳出，采用化痰药物稀释痰液、促进排痰。雾化吸入时取坐位或半卧位，雾量不宜过大，注意观察患儿反应、面色、心率、呼吸等病情变化，雾化后协助患儿拍背、排痰。③鼓励患儿自主咳嗽、咳痰：首先用手轻轻按压腹部伤口，以减轻疼痛，再指导患儿做深呼吸 3 次，告知其在第 3 次深吸气后屏气数秒钟，然后张开嘴做短暂有力咳嗽 2 ~ 3 次，将呼吸道深部的痰液咳出，咳嗽后放缓呼吸。④加强口腔护理：因口咽部的细菌极易移行至呼吸道部导致肺部感染，可给予患儿淡盐水或淡绿茶水漱口。

4. 患儿术后常常自述无力，应如何进行护理？

患儿感觉疲乏与肿瘤疾病本身及治疗因素相关，因手术后大量消耗机体能量，应加强营养支持，给予患儿足够的热量。对于术后患儿，适当的活动比长时间卧床休息能更有效地减轻疲乏，根据患儿年龄特点，可通过询问患儿"累"和"不累"判断其活动耐力，为患儿制订合适的活动与休息计划，增强体力。

5. 出院时医嘱指导患儿尽快行辅助性化疗，应如何对家长进行宣教？

应向患儿家长宣教恶性肿瘤术后化疗对于疾病治愈的重要意义，使家长重视后续治疗并能主动配合。如无严重感染、肝肾功能不全等禁忌证，一般术后 5 ~ 10 天即可开始化疗，患儿出院时为术后第 11 天，无禁忌证，可尽快开始化疗。指导家长化疗相关知识，如神经母细胞瘤的肿瘤标志物神经元特异性烯醇化酶（NSE）数值变化的意义，实验室检查中白细胞、血小板、血红蛋白等重要指标的正常值及意义，外周中心静脉导管（PICC）按时维护的重要性及维护周期等。患儿化疗期间尽量少去人多、空间闭塞的地方，门诊就诊、检查时注意佩戴口罩，避免感染。手术及化疗均会导致免疫力低下，应给予患儿高蛋白、高热量、高维生素饮食。可选择优质蛋白如鸡蛋、牛奶、鱼肉、猪肉、豆制品等。维生素是对抗恶性肿瘤必不可少的营养素，维生素 A 能修复上皮细胞的损伤，B 族维生素缺乏可使肿瘤生长速度加快，维生素 C 可阻断亚硝胺在体内的合成，应多进食富含维生素的新鲜蔬菜和水果，如菠菜、油菜、小白菜、西红柿、橙子、山楂、鲜枣、猕猴桃等。应给患儿多喝水，既有利于纠正水电解质紊乱，又可加快体内化疗毒物的排出。化疗期间应避免疫苗接种，结束化疗 3 ~ 6 个月后可咨询专业医生如何补种疫苗。

┌ 专科知识 ┐
神经母细胞瘤治疗进展——自体干细胞移植

自体干细胞移植是近年来治疗神经母细胞瘤的一种新方法，可提高Ⅲ、Ⅳ期神经母细胞瘤患儿的长期生存率。自体干细胞移植是指采集自身的干细胞，回输到体内，以达到治疗疾病的目的。根据干细胞的种类可分为自体脐血移植、自体骨髓干细胞移植、自体外周血干细胞移植。方法是采集自身的干细胞（脐血、自体骨髓、动员后的自体外周血干细胞），检测细胞达到数量后进行移植前预处理（以大剂量、高强度的化疗药物或联合放疗杀灭全身残留的肿瘤细胞），再将自体干细胞回输入血。因自体干细胞移植的干细胞源于患儿本人，移植并发症相对较少。移植前预处理阶段的副作用与用药关系密切，如胃肠道症状、皮肤黏膜糜烂、感染、肝窦阻塞综合征、出血性膀胱炎、心脏毒性、生殖毒性等。

评价

肾上腺神经母细胞瘤主要好发于 5 岁以下儿童，本病恶性程度高，早期不易察觉，就医时多数已发生转移。患儿一般化疗满意后手术，本例患儿化疗效果不明显，入院后家长出现明显焦虑情绪，护士及时进行心理干预，并进行了疾病相关知识的宣教，提升了家长对疾病的认知，有效减轻了患儿家长的焦虑情绪。术后患儿出现了肺部炎症，护士通过严密观察生命体征、遵医嘱正确使用抗生素、卧位护理、雾化吸痰等呼吸道管理方法促进患儿早期康复，减少了术后并发症的发生。

案例四　胰腺实性假乳头状瘤

病例介绍

一般资料：患儿，女，9 岁，学龄期。

主诉：反复腹部胀痛、精神不振、食欲减退 2 月余。

现病史：2 个月前患儿出现腹部胀痛、食欲减退、精神不振、面黄、口唇苍白，家长未重视。1 个月前患儿症状进一步加重，就诊于当地医院，诊断为缺铁性贫血，给予口服补铁治疗后未见好转。为求进一步诊治，来我院行腹部 B 超，发现十二指肠内侧壁实性肿瘤。于 10 天前在局麻 B 超引导下行穿刺活检，诊断意见（十二指肠）结合免疫组化结果后以"胰腺实性假乳头状瘤"收入院。

入院查体：T 36.7℃，P 98 次 /min，R 21 次 /min，BP 98/52mmHg，患儿腹平坦，无压痛、反跳痛，腹部可触及包块，约患儿拳头大小，位于右上腹部，质硬，活动性差，与周围组织界限不清。

实验室及其他检查：

B 超：胰头颈区见一范围约 7.6cm×7.2cm×7.3cm 的中低回声包块，边界尚清，形态欠规则，内回声欠均匀。胰尾部受肠气干扰显示不清。脾厚约 2.7cm，形态正常，实质回声均匀。

腹部增强 CT 可见胰腺头颈部椭圆形实性肿物，密度不均匀，边界尚清，最大截面约 5.3cm×4.5cm，增强扫描轻度不均匀强化。

诊疗经过：入院后完善各项术前检查，给予留置 PICC 导管，于入院后第 2 天全麻下行"保留十二指肠胰头肿物切除术"，过程顺利，术后携带胃管、鼻肠管、伤口引流管、胰腺引流管、胰周引流管、导尿管及镇痛泵回室，一周后病理回报低度恶性。术后给予禁食水、胃肠减压、补液、抗感染、止血、监测血糖、生长抑素抑制胰液分泌、人血白蛋白营养支持等治疗。术后第 2 天开始输注全胃肠道外营养，一周后拔除胃管试饮水，后逐渐过渡到低脂饮食至出院。术后第 6 天患儿自述伤口部位疼痛，腹部 B 超下胰头区组织间隙可见条片状渗出，范围 3.5cm×1.1cm×1.2cm，考虑局部积液，遵医嘱给予 0.9% 氯化钠经胰腺引流管持续缓慢冲洗，速度为 10ml/h，一周后复查血常规正常，B 超提示腹腔内无积液，停胰腺引流冲洗后未见异常。术后第 10 天开始经鼻肠管给予 10% 糖盐钾注射液缓慢滴注，速度 20ml/h，后给予小百肽全营养配方粉经鼻肠管空肠喂养，拔除鼻肠管后口服小百肽全营养配方粉至出院。术后第 23 天开始陆续拔除腹腔引流管、胰腺引流管、胰周引流管、鼻胃管，过程顺利，术后第 38 天查血常规正常、血管 B 超下 PICC 置管处血管附近无血栓附着，遵医嘱拔除 PICC 导管出院。

┌ **问题** ┐

1. 为患儿置入外周中心静脉导管的目的是什么?

　　由于胰腺实性假乳头状瘤患儿术后需较长时间禁饮食,给予全肠道外营养(TPN)提供营养支持。TPN中包含脂肪乳、高浓度糖盐等,为高渗透性、高黏稠液体,按治疗要求应从外周中心静脉导管输注。入院后第2天,治疗小组评估患儿病情,考虑其肿瘤位于胰头部,治疗难度大,病程长,取得家长理解与配合后遵医嘱为患儿置入PICC导管。PICC属于外周中心静脉导管,是指经外周静脉穿刺置入导管,使其尖端留置在上腔静脉中,目的是避免TPN等高渗透性、刺激性药物对外周血管的损伤。除营养支持治疗,PICC也可用于输注各类药物、输血、血标本的采集,减少了患儿频繁静脉穿刺带来的痛苦。

2. 此患儿术后常见并发症有哪些? 应如何进行观察及护理?

　　针对该患儿常见的并发症有:胰瘘及出血。

　　胰瘘:胰瘘是胰腺术后最常见和最主要的并发症,其危害性主要在于胰液漏入腹腔,会腐蚀周围组织,引起大出血或严重感染,最终导致患儿死亡。而此患儿肿瘤位于胰头部位,是胰瘘发生的高危因素,因此术后应严密观察引流液淀粉酶的数值变化、患儿症状体征及腹腔引流液的性质、量、色的变化。保持腹腔引流通畅及有效胃肠负压引流、正确应用生长抑素抑制胰腺外分泌等措施均可减少胰液分泌,预防胰瘘发生。如患儿突发腹部剧烈疼痛或持续性胀痛,伴恶心、呕吐、体温升高或黄疸加重,继而出现腹膜刺激症状,腹腔引流液增多,引流液淀粉酶明显升高,应警惕发生严重胰瘘,减少术后并发症的发生。

出血：胰头部血运丰富，术后应警惕腹腔内出血。需严密观察患儿生命体征特别是血压的变化，观察胃液及引流液的颜色、性状。如出现血压下降、引流管内引流出大量血性液等情况，需考虑可能有活动性出血，应及时报告医生，迅速建立好静脉通道，按医嘱给予止血、输液、输血等处置并做好抢救准备。如患儿出现呕血、便血，应警惕消化道出血。

3. 术后应用生长抑素的药理作用是什么？用药时的注意事项有哪些？

生长抑素是胰腺实性假乳头状瘤术后的重要用药，其作用机制为减少胰腺分泌，降低酶活性，对胰腺细胞具有保护作用。胰腺手术后早期应尽量减少胰液的分泌，有利于减少术后并发症的发生。生长抑素使用中应注意，其药物半衰期极短，一般为 1～3 分钟，需要使用微量泵持续静脉给药，换药间隔不应超过 1 分钟，突然停药会造成胰岛素、胰高血糖素短暂升高。给药开始时可引起暂时性血糖下降，用药过程中应注意监测血糖变化。少数病例用药后产生恶心、眩晕、脸红等反应。

4. 患儿胰头部位局部积液，胰腺引流冲洗的意义及方法是什么？

意义：患儿发生胰头部位局部积液时，通过胰腺引流冲洗的目的是将局部组织间或体腔中积聚的血液或炎性液体等导引至体外，防止术后感染与影响伤口愈合。

方法：通过手术时预留的胰腺双套管进行冲洗，冲洗时使用无菌生理盐水 500ml，以 20ml/h 通过胰腺引流内套管 24 小时持续缓慢滴注，外套管给予负压吸引。负压吸引的目的是将渗出的胰液及腹腔内的渗液引出体外，减少感染。注意负压不可过大，否则易吸附导管周围组织及血管，引起出血。而负压过小会使引流不畅导致引流无效。密切观察冲洗是否顺利及引流液的量、颜色及性质，并准确记录 24 小时出入量。

5. 本疾病出院后恢复时间较长，应如何指导家长正确护理患儿？

患儿出院后需遵医嘱定期复查 B 超或 CT 等影像学检查，并监测患儿血糖、凝血功能、肝肾功能等。由于本疾病易导致患儿营养不良，康复过程中存在发育迟缓现象，应定期监测患儿身高、体重及营养状况，发现营养不良需及时干预。患儿出院时医嘱继续低脂饮食，应指导家长，日常饮食中应尽量选用脂肪含量低、蛋白质丰富的食材，如大部分绿色蔬菜、瓜茄类、根茎类食物，还有多数水果，但坚果以及水果中的牛油果、榴莲等脂肪含量较高，不宜选用。动物性食材中可选择脂肪含量较低的蛋清、动物血、去头虾仁、鱼肉、家禽的胸肉等。避免煎、炸、烧、炒，可采用蒸、炖、煮等烹饪方式。烹调用油建议选择 MCT（中链甘油三酯）含量较高的椰子油或商业化 MCT 油。MCT 可直接进入肝脏代谢，无须脂肪酶分解，但应注意 MCT 油一次性过量摄入会导致腹部不适、胀气，故应缓慢进食，少量多餐。

专科知识

胰瘘的分级

根据胰瘘的严重程度，国际胰瘘研究小组（ISGPF）将其分为 A、B、C 三级。A 级胰瘘无明显临床症状，往往呈一过性引流液淀粉酶升高，影像学无阳性发现。B 级胰瘘患儿常出现腹痛、发热、呕吐、不能正常进食等症状，影像学一般表现为手术区域积液。C 级胰瘘情况危重，患儿生命体征不稳，腹部症状及影像学表现明显。发生 C 级胰瘘往往需要再次手术，且容易发生全身炎症反应综合征、多器官功能障碍综合征甚至导致患儿死亡。

评价

胰腺实性假乳头状瘤是一种较为罕见的低度恶性肿瘤，手术过程复杂、并发症严重且病程较长，患儿需长时间禁饮食，并通过肠内、肠外营养获得营养支持。不能饮食易导致患儿配合度降低及患儿家长焦虑不安。此病例中患儿肿瘤位置靠近胰头部，是发生胰腺术后并发症的高危因素。在患儿围手术期的护理中，护士通过实施主动静脉治疗，给予术前预置外周中心静脉导管，术后严密观察病情变化、做好管路护理、给予营养支持、加强疼痛管理、关注患儿及家长的心理状态，加强健康宣教等各方面护理措施，减少了术后并发症的发生，并通过鼓励指导患儿及家长积极参与护理过程，建立了患儿及家长积极配合治疗的正向观念，促进了患儿早期康复。

案例五　骶尾部畸胎瘤

病例介绍

一般资料：患儿，男，4 岁 10 个月，学龄前期。

主诉：出生后即发现骶尾部肿物。

现病史：患儿于生后即发现骶尾部有一肿物，约 1.0cm×1.0cm 大小。近 1 年家长自觉患儿骶尾部肿物较前增大，偶伴大便失禁，无发热、腹痛、呕吐、腹胀、排尿异常。2 周前，患儿于医院肿瘤外科门诊就诊，查骶尾部核磁、CT 及腹部超声后以"骶尾部畸胎瘤"收入院。

入院查体：T 36.3℃，P 104 次 /min，R 23 次 /min，BP 88/45mmHg，骶尾部可见一肿物，约 1.5cm×1.0cm 大小，无触痛，边界清晰，高于皮面，质地较软，未触及波动感。肿物表面皮肤无红肿破溃。

实验室及其他检查：

骶尾椎 MR 平扫：骶尾椎前下方及后方混杂信号软组织肿物，考虑畸胎瘤。

盆腔 CT 增强 + 重建：骶尾骨下方及前方软组织占位，考虑畸胎瘤，并与骶尾骨关系密切。

血清甲胎蛋白（AFP）48μg/L。

诊疗经过：入院后即完善术前各项检查及术前准备。于入院当天晚间及入院后第 2 天晨起给予肠道清洁，放置胃管后离室行全麻下骶尾部畸胎瘤切除术，术中完全切除肿瘤及尾骨，大小为 5cm×4cm×3cm，一周后病理回报良性。手术顺利，术后携带胃管、骶尾部伤口引流管、导尿管安返病房。给予禁食水、补液、抗感染、止血、营养支持等对症治疗。术后第 2 天拔除胃管，试饮水，后饮食逐步过渡至正常。术后第 3 天患儿进食流食后排 4 次稀便，给予口服蒙脱石散后好转。术后第 4 天开始间断夹闭导尿管，术后第 5 天拔除导尿管后患儿自主排尿。术后伤口引流由血性逐渐转为浅血性，引流量 10 ~ 30ml/d，于术后第 9 天顺利拔除伤口引流管。术后第 10 天，患儿复查血常规、血清甲胎蛋白值正常，遵医嘱出院。

问题

1. 该患儿入院后护理评估要点是什么？主要护理处置有哪些？

该患儿的护理评估要点为通过护理查体查看肿瘤位置、大小、局部皮肤完整性及肿瘤外露部分有无感染破溃迹象。了解患儿肿瘤类型、目前肛直肠功能、饮食情况等。该患儿为混合型骶尾部畸胎瘤，触诊肿物突出体表部分 1.5cm×1.0cm，皮肤完好，无破溃。入院前患儿大便 2 ~ 3 次/d，偶有失禁，不频繁，肛周皮肤完整清洁。术前饮食清淡，无腹胀、便秘。

患儿拟于入院后第 2 天手术，遵医嘱给予半流质饮食。考虑该患儿肿瘤类型为混合型，术中可能经腹部与骶尾部联合入路，给予备皮范围为上自剑突，下至大腿上 1/3，两侧至腋后线，以及会阴部及臀部等处皮肤。清洁及备皮至肿瘤表皮部位时应注意减轻力度，勿使肿瘤及局部皮肤破损。入院当晚及入院第 2 天晨起（手术当天）遵医嘱给予清洁洗肠，以避免术中大便污染，术前 30 分钟放置胃管防止术中呕吐窒息。

2. 根据患儿术后情况，护理关注重点应是什么？

患儿术后由于伤口位于骶尾部，靠近会阴，易被大小便污染，伤口护理难度较大。且术中切除了全部尾骨，伤口较深，不易愈合，术后护理重点应关注以下几方面：

①伤口护理：每天换药时应密切观察切口处有无渗血、渗液情况，有无愈合不良、伤口裂开等并发症迹象，局部皮肤有无红、肿、热、痛等感染症状。及时清洁大小便，保持肛周皮肤清洁干燥。此外，还应注意保持病室环境整洁、温湿度适宜，保持患儿床单位及被服清洁干燥，减少伤口感染相关因素。②体位护理：给予适宜的卧位，可防止大小便污染伤口，降低伤口张力，利于伤口愈合。全麻手术 6 小时后，且患儿完全清醒时，给予患儿俯卧位与侧卧位交替，每两小时更换一次体位，避免压力性损伤。俯卧位时给予患儿窒息、误吸风险评估，严密观察生命体征，防止窒息。由于患儿年龄较小配合度差，必要时可采取保护性约束。③管路护理：骶尾部畸胎瘤术后应严格注意保持引流通畅，及时有效地引流可避免伤口转为慢性窦道，而慢性窦道引起的炎症是促使肿瘤复发及恶变的高危因素。④营养支持：患儿术后早期为减少大便排出量、保持伤口清洁，遵医嘱给予流质饮食。同时给予胃肠道外营养、人血白蛋白注射液，提高患儿的机

体抵抗力，促进切口愈合。饮食逐渐恢复正常后，给予患儿高蛋白、高热量、高维生素、易消化饮食，同时应多饮水，避免煎、炸等烹饪方式，以免导致患儿排便不畅。

3. 术后护理中，应如何避免并发症的发生？

本例患儿常见的并发症有：切口愈合不良（切口感染、切口裂开、皮下积液），肛门直肠功能障碍（大便失禁、便秘）。

针对切口愈合不良的护理重点有：

①切口感染：由于术后伤口邻近会阴部，容易造成大小便污染伤口，应随时清理大小便，保持肛周皮肤清洁干燥。若伤口敷料被污染，应及时通知医生更换。②切口裂开：由于肿瘤位置邻近肛门且手术剥离广泛，残留空腔大而深，加之骶尾部肌肉脂肪不丰厚，血运较差，易导致切口裂开。应给予合理的营养支持，可遵医嘱给予全胃肠外营养、人血白蛋白注射液等，提高患儿的机体抵抗力，促进切口的愈合。遵医嘱进食后，需加强饮食护理，给予高蛋白、高热量、高维生素饮食。③皮下积液：应注意保持骶尾部伤口引流通畅，必要时可遵医嘱给予负压封闭引流（VSD），避免伤口局部皮下积液、积血。

针对肛门直肠功能障碍：患儿术前偶有大便失禁，此为盆底神经肌肉长期受到瘤体挤压所致，在肿瘤切除后，骶尾部原有解剖位置发生变化，更易出现大便失禁或便秘等并发症。术后应密切观察患儿排便情况并详细记录，每隔 2~3 小时安排其使用 1 次便盆，训练排便习惯，逐步恢复对肛周括约肌的控制力。饮食护理方面应给予患儿清淡易消化饮食，少量多餐。

4. 患儿术后第 3 天进食流食后发生腹泻情况，护士应如何护理？

由于患儿为进食流食后发生腹泻，应注意给予的流食种类与数量患儿是否能够耐受，进食时注意食物的保温保鲜，避免过凉。对于肛周皮肤，排便后应及时清洁，避免粪便污染伤口，频繁排便时，可涂抹保护剂保护肛周皮肤。患儿口服蒙脱石散止泻，服药后应多喝温水，并密切观察止泻效果，腹泻好转后应及时告知医生，避免大便干洁、便秘。如患儿大便性状好转但次数过于频繁，应警惕发生肛门直肠功能障碍（大便失禁）。

5. 此疾病有术后易复发的特点，应如何指导家长进行后续观察？

因伤口感染为骶尾部畸胎瘤复发的高危因素，患儿出院时应向家长宣教注意保持伤口敷料处及周围皮肤清洁，观察伤口愈合情况，伤口处有渗出或敷料污染需及时就医，一旦患儿出现体温发热或伤口出现红、肿、热、痛等感染迹象需由专业医生进行处置。此外复诊时应关注血清甲胎蛋白（AFP）数值，AFP 是骶尾部畸胎瘤的肿瘤标志物，其数值变化对判断肿瘤是否完全切除、早期发现肿瘤复发或恶变有极大意义。

⌐ 专科知识 ¬
骶尾部畸胎瘤的分型

临床上通常按照 Altman 分型方式（美国小儿外科学组针对小儿骶尾部畸胎瘤的一种分型方式），根据肿瘤在盆腔内外的范围将骶尾部畸胎瘤分为四型。Ⅰ 型即显型：肿瘤向骶骨外生长，外露于体表；Ⅱ 型混合型：肿物上极不超过小骨盆；Ⅲ 型混合型：肿物上极超过小骨盆，可达腹腔；Ⅳ 型即隐形：数量很少，只占 10%。隐形症状出现较晚，常在幼儿期或其后因病灶恶变才出现症状，故诊断晚，预后最差。

┌ 评价 ┐

骶尾部畸胎瘤是最常见的儿童生殖细胞肿瘤，复发率较高，且部分可发生恶变，确诊后应及早接受手术切除治疗。其手术切除范围较大，本病例患儿术中完全切除肿瘤及尾骨，造成剥离面大，残腔较深，易导致伤口愈合不良甚至伤口裂开。同时由于伤口位于骶尾部，且患儿术后出现稀便，易因大小便污染而诱发伤口感染。因此加强术后伤口及肛周护理、保持引流通畅、给予正确体位护理等护理措施，对减少术后并发症、降低复发率以及促进患儿康复至关重要。

第四章

耳鼻咽喉
头颈外科疾病案例

案例一　鼻息肉

病例介绍

一般资料：患儿，男，10 岁，学龄期。

主诉：双侧鼻塞伴流脓涕 2 年余。

现病史：患儿于 2 年余前无明显诱因出现双侧鼻塞，为间断性、交替性，伴流黄色脓涕，无异味。此前曾中药口服治疗 2 年，自觉脓涕较前减少，但仍有鼻塞不适。2 个月前查体发现双侧鼻腔内可见半透明新生物，给予药物口服及外用喷鼻治疗，效果仍欠佳。门诊以"双侧鼻息肉、慢性鼻窦炎"收入院。患儿自发病以来，精神状态良好，体力情况良好，食欲食量良好，睡眠情况良好。

入院查体：T 36.3℃，P 95 次 /min，R 22 次 /min，BP 101/68mmHg，神志清，双侧耳郭外形正常，外耳道通畅，鼓膜完整，颜色大致正常，光锥欠连续。鼻外形正常，双侧鼻腔内见大量黄白色黏脓涕、鼻黏膜水肿、双下鼻甲稍肿大，双侧中鼻道内可见半透明状新生物，表面光滑。咽后壁可见黄白色脓涕附着。

实验室及其他检查：

鼻窦 CT 示：全组副鼻窦炎，中下鼻道阻塞、欠通畅，双侧下鼻甲黏膜增厚。

电子鼻咽镜检查示：双侧鼻腔中鼻道可见新生物，可见大量黏脓涕，后鼻孔见腺样体不大。

诊疗经过：入院后完善相关辅助检查，变应原皮肤点刺实验示霉菌（＋＋＋）。特异性 IgE 检查示 192IU/L。声导抗及纯音听阈测定示双耳听力正常。符合手术指征，于全麻下行鼻内镜下鼻息肉切除术＋鼻内镜下全组鼻窦开放术＋鼻内镜下鼻腔支架置入术。术后给予头孢呋辛钠 50mg/kg 静脉滴注抗感染治疗，辅以醋酸泼尼松片 30mg/d 晨起顿服，盐酸西替利嗪滴剂 1ml/d 睡前口服，桉柠蒎肠溶软胶囊 0.12g/ 次，一天 3 次，饭前半小时口服。同时给予鼻腔冲洗治疗，布地奈德鼻喷雾剂 1 喷 / 鼻腔晨起喷鼻。于术后第 3 天出院。

┌ **问题** ┐

1. **该患儿入院评估及术前健康宣教的主要内容有哪些？护理处置有哪些？**

　　患儿入院后护士应及时评估患儿及家长的心理需求及情绪状态，以便更好地完成术前健康宣教指导。评估的要点包括患儿鼻腔黏膜损伤情况，鼻腔内新生物的性状，鼻腔分泌物的颜色、性质及量，患儿有无间断头痛的表现。患儿术前宣教的主要内容包括向患儿及家长介绍手术的方式为全麻下行鼻内镜下鼻息肉切除术＋鼻内镜下全组鼻窦开放术＋鼻内镜下鼻腔支架置入术。手术日术前需禁食水 8 小时，开放静脉通路补液。术前给予营养丰富易消化的饮食，避免肠道感染影响手术。

　　护理处置方面：入院后护士应及时完成入院评估、入院及术前健康宣教，术前注意监测患儿生命体征情况，协助医生完善患儿术前检查，保持病室内温湿度适宜，鼓励患儿多饮水。手术日晨起做好患儿的肠道准备工作，待患儿手术。

2. **术后护理中，此类患儿会出现哪些并发症？主要护理处置有哪些？**

　　针对本例患儿，常见的并发症有：窒息或误吸、伤口出血、伤口感染。

　　针对窒息或误吸的预防：术后应密切监测患儿生命体征变化，给予全麻术后常规护理，保持静脉通路畅通，观察患儿有无口唇或面色青紫、血氧下降等窒息的表现。如患儿出现窒息表现应立即清理呼吸道并及时通知医生，遵医嘱给予对症处理。

针对伤口出血的预防：①手术当天术后 4 小时后可进食流食；②术后第一天起正常饮食，但注意避免进食辛辣刺激性食物；③密切观察患儿鼻腔有无血性分泌物，定时询问患儿有无液体自鼻腔流到咽喉部；④详细记录病情变化情况，如有异常情况及时通知医生处理。

针对伤口感染的预防：①监测体温等生命体征变化情况；②遵医嘱静脉滴注抗生素；③保持室内温湿度适宜，鼓励患儿多饮水，给予营养丰富的易消化饮食；④嘱患儿勿抠鼻腔，避免磕碰鼻部，勿用力擤鼻涕；⑤遵医嘱按时给予患儿鼻腔冲洗治疗，观察冲洗废液的颜色及性状，如有异常及时与医生沟通；⑥详细记录病情变化情况，如有异常情况及时通知医生处理。

3. 患儿术后鼻腔内置入全降解鼻窦药物支架，护士应如何观察与护理？

患儿术中由医生妥善固定牵引线，患儿回室后护士应嘱患儿勿抠鼻腔或牵拉固定在鼻翼上的牵引线。每次巡视患儿时注意观察牵引线的位置是否发生变化，胶布固定处的皮肤是否发生压力性损伤。同时，遵医嘱给予患儿口服抗组胺药及糖皮质激素，减轻鼻腔刺激症状，避免患儿因鼻痒而揉鼻或打喷嚏。密切观察并详细记录患儿病情变化情况，如有异常情况及时通知医生处理。

4. 患儿术后第 3 天出院，应如何指导患儿家长对患儿进行居家护理？患儿的出院带药应注意的事项有哪些？

指导患儿及家长，患儿术后可正常饮食，坚持每天进行鼻腔冲洗，保持鼻腔洁净。术后一个月内应注意避免剧烈运动，进行预防接种前应先咨询接种医生孩子的情况是否适宜接种。

出院带药应注意的事项有以下四点：

（1）阿莫西林克拉维酸钾分散片：1.5 片 / 次，2 次 /d，口服 6 天。

（2）桉柠蒎肠溶软胶囊：1 粒 / 次，3 次 /d，每次餐前 30 分钟口服。

（3）盐酸西替利嗪滴剂：每晚 1 次，1ml/ 次，睡前口服。

（4）布地奈德鼻喷雾剂：2 次 /d，每鼻孔 1 喷，早晚各一次。每次使用后用温水清洗喷药器喷嘴，之后及时擦干喷嘴并盖好保护帽。注意观察患儿喷药后有无鼻腔出血等不适表现，对症处理。嘱患儿及家长鼻喷激素要规律用药，不可随意停药，按时复查。

┌ 专科知识 ┐

鼻腔息肉疾病概述

鼻腔息肉是鼻腔、鼻窦黏膜慢性炎症性疾病，以极度水肿的鼻黏膜在中鼻道形成息肉为临床特征。儿童鼻腔息肉的临床表现包括鼻塞、流涕、呼吸不畅、嗅觉障碍以及其他相关疾病。检查可见鼻腔单发或多发圆形、表面光滑、灰白或淡红荔枝样肿物。息肉小者需用血管收缩剂收缩鼻甲或用鼻内镜才能发现。鼻息肉治疗原则是局部或全身药物治疗、手术治疗切除息肉等，治疗重点是解除鼻塞，预防复发。儿童鼻腔息肉与多种基础疾病相关，所以要注意相关因素的治疗。对于药物治疗失败，体积较大或多发的阻塞性息肉，有慢性持续性鼻窦感染症状，例如鼻塞、慢性流涕、张口呼吸等症状的患儿需要手术治疗。

┌ 评价 ┐

对于鼻腔息肉的患儿，日常应注意观察患儿鼻腔分泌物的颜色、性质及量。患儿症状加重时应及时就医，嘱患儿注意手卫生，避免用手抠鼻子、频繁或用力擤鼻涕等不良习惯，掌握正确擤鼻涕的方法，保持健康的生活方式，多饮水，饮食上注意进食高营养、易消化的食物，避免呼吸道感染。

案例二　感音神经性聋

病例介绍

一般资料：患儿，女，2岁，幼儿期。

主诉：听力差2年余。

现病史：患儿出生后即对声音反应差，家长未予重视，仅对大声说话有反应，现只会喊"爸爸"。半个月前患儿因言语发育迟缓行听力检查，提示为双耳感音神经性耳聋。自发病以来，患儿精神状态良好，体力情况良好，食欲食量良好，睡眠情况良好。

入院查体：T 36℃，P 120次/min，R 24次/min，BP 90/56mmHg，神志清，双侧耳郭外形正常，外耳道畅，鼓膜完整，颜色大致正常。鼻外形正常，鼻畅，中隔无偏曲，双鼻黏膜无明显充血肿胀，下鼻甲不大，各鼻道未见分泌物。双侧扁桃体Ⅰ度。

实验室及其他检查：

颞骨CT：双侧内、中、外耳未见异常。

气导ABR：左耳阈值95dB（nHL），右耳阈值100dB（nHL）。

骨导ABR：双耳45dB（nHL）未引出，双耳畸变耳声发射均未引出。

声导抗：双耳A型图：多频稳态，右耳95-85-90-95dB（nHL），左耳95-90-80-80dB（nHL）。

诊疗经过：入院后完善小儿行为测听，右耳：未引出-100-105-100dB（HL），左耳：95-90-90-85dB（HL）；助听听力右耳：80-未引出-未引出-65dB（HL），左耳65-55-55-50dB（HL）；内耳MR（水成像）：未见明显异常。0～6岁小儿神经心理检查：智龄20.6月，发育商67。考虑诊断双侧感音神经性聋极重度，各项常规化验检查结果大致正常，未见明显的手术禁忌证，于全麻下行人工耳蜗植入手术，术后给予头孢曲松静脉滴注抗感染 4 天，伤口愈合好，术后第 3 天出院。一个月后耳蜗开机，不适随诊。

┌ 问题 ┐

1. 该患儿入院后病情观察的要点是什么？主要护理处置有哪些？

患儿年龄小，听力障碍，医护人员无法与患儿正常沟通。此类患儿在条件允许的情况下由 1 名家长陪护，以便护士能够及时知晓患儿病情变化。患儿为活泼好动的年龄，护士在日常护理中应注意预防坠床跌倒等不良事件的发生，观察患儿有无咳嗽、发热等呼吸道感染征象。

护理处置方面：入院后应及时评估患儿坠床跌倒高危因素，指导家长正确使用床挡，采取多种有效措施避免坠床等不良事件的发生。监测患儿生命体征变化，保持病室内温湿度适宜，鼓励患儿多饮水。协助医生完善术前检查，做好家长的术前健康宣教，重点讲解患儿麻醉恢复期可能出现的各类情况，避免家长在术后陪护时无法应对。

2. 术后护理中，此类患儿会出现哪些并发症？主要护理处置有哪些？

本类疾病患儿手术常见的并发症主要包括窒息或者误吸、伤口感染、出血或局部血肿、皮瓣坏死、面瘫等。

针对窒息或误吸：术后应密切监测患儿生命体征变化，遵医嘱给予全麻术后常规护理，保持静脉通路畅通，如患儿出现窒息表现应给予患儿清理呼吸道分泌物，预防误吸，同时及时通知医生，对症处理。

针对伤口感染及皮瓣坏死的预防：①监测体温等生命体征变化情况；②静脉滴注抗生素；③保持室内温湿度适宜，鼓励患儿多饮水；④密切观察患儿伤口有无红肿或皮瓣坏死，避免患儿抓伤口，避免局部磕碰；⑤详细记录病情变化情况，如有异常情况及时通知医生处理。

针对局部血肿的预防：①术后伤口局部使用弹力绷带加压包扎1～2天；②静脉滴注抗生素；③每天检查患儿伤口周围皮下组织有无肿胀；④避免患儿抓伤口，避免头部磕碰。

针对面瘫的观察与护理：①护士在患儿回室后及时与医生沟通患儿术中情况，有无可疑面神经损伤；②密切观察患儿有无单眼或双眼闭合不全、有无口角歪斜等面瘫表现；③患儿出现面瘫表现时护士应及时记录病情变化，遵医嘱予以对症治疗。

3. 患儿术后第 3 天出院，应如何进行宣教？

患儿出院日，护士健康宣教的主要内容包括伤口的护理、开机的时间以及日常护理等方面。护士在出院时应嘱咐家长：①患儿的头部佩戴的弹力网帽应持续佩戴至返院开机时；②注意保持伤口局部清洁干燥，避免患儿抓伤口或者头部磕碰；③弹力网帽应经常清洗更换，保持清洁；④注意给予患儿高营养、易消化饮食，预防呼吸道感染。

4. 患儿人工耳蜗开机调试的流程是什么？

术后耳蜗开机多在人工耳蜗植入手术后 1 个月进行。开机后，大多数患儿对外界的声音都会有一个逐步适应的过程，经过一段时间的心理和生理变化、发展，才能稳定下来。开机是通过电脑及专门的设备，由专业人员调节每一个人工耳蜗装置中的参数使之为患儿提供最舒适、最有效的刺激并让患儿舒适地听到各种声音的过程。开机后的最初 1 周电极参数变化最大、最快，每周调试 1 次，第 2 个月每 2 周调试 1 次，第 3 个月每月调试 1 次，以后可每 3 个月、6 个月、1 年调试 1 次。

┌ 专科知识 ┐
感音神经性耳聋疾病概述

人的听觉系统中由于外耳、中耳、耳蜗或螺旋神经元和听神经、大脑皮层等部位的任何结构或功能障碍，均表现为不同程度听力损失。器质性听力损失按病变部位及性质不同分为传导性听力损失、感音神经性听力损失和混合性听力损失三类。

人类的听觉感知有赖于耳蜗将外界的声音信号转化为听神经的突触活动，在这个转化过程中耳蜗的毛细胞起到了非常重要的衔接作用。而重度、极重度感音神经性听力损失的患儿通常是因为毛细胞的缺失或者功能不良导致听力损失。人工耳蜗可以越过毛细胞直接刺激听神经将声音信号传达到中枢，从而帮助患儿获得听觉感知。残存的螺旋神经节细胞是人工耳蜗作用的前提，人工耳蜗通过电极刺激神经后将含有声音时间、频率和强度特征的电刺激信号传入到中枢，从而使患儿能够听到声音。

┌ 评价 ┐

人工耳蜗植入手术，根本上为感音神经性聋的患儿解决了听觉问题。孩子术前因听力障碍无法与旁人正常沟通，因此耳蜗开机调试稳定后，患儿需要进行听觉言语康复训练。听力损失儿童的听觉言语康复训练对于术后的效果影响非常重要，它符合儿童语言的发展规律，按听力损失儿童"听力年龄"分阶段由浅入深逐步进行。目前的康复训练大体分为三个阶段，即听觉训练阶段、词汇积累阶段、语言训练阶段。良好的康复训练可以尽快缩短人工耳蜗植入儿童与正常儿童之间的言语及语言发育差距，使患儿的生活质量不断提升。

案例三 喉、气管狭窄

病例介绍

一般资料：患儿，男，1岁，幼儿期。

主诉：呼吸困难20余天。

现病史：患儿于20余天前无明显诱因出现嗓子呼噜、喉鸣，伴有呼吸困难，吸气时明显，行电子喉镜检查提示：声门下狭窄，予以激素雾化、阿奇霉素对症治疗，无明显好转。此次患病前曾有气管插管12天病史。故以"声门下狭窄、喉梗阻Ⅱ度"收入院。自发病以来，患儿精神状态良好，体力情况良好，营养发育尚可。

入院查体：T 36.7℃，P 156次/min，R 35次/min，BP 87/55mmHg，神志清，平静时可闻及轻度喉鸣音，哭闹后喉鸣音加重，伴有中度呼吸困难，无明显口唇紫绀。手掌、足底可见皮疹，余无明显异常体征。

实验室及其他检查：

电子喉镜：声门下管腔内可见环形增生，声门下管腔狭窄，堵塞约80%气道。

诊疗经过：入院后各项常规化验检查，患儿有手术指征，无明确手术禁忌证，于入院当天紧急全麻下行气管切开术+支撑喉镜下喉探查术，术后给予厄他培南静脉滴注抗感染及布地奈德混悬液雾化吸入等治疗，患儿经气管切开接人工鼻呼吸平稳，体温正常，吸痰顺畅，痰液稀薄，复查喉镜示双侧声带结构可，运动可，声门下黏膜肿胀明显，声门下狭窄。于术后第5天出院，嘱1个月后门诊复查，避免气切管堵管、脱管，不适随诊。

┌ **问题** ┐

1. 该患儿入院后术前病情观察的要点是什么？主要护理处置有哪些？

　　患儿入院后护士应立即评估患儿的一般情况及呼吸困难的程度，密切观察患儿的生命体征变化，尤其是呼吸、面色及口唇颜色。采取有效的防护措施预防患儿发生坠床。

　　护理处置方面：入院后责任护士应妥善安置患儿，遵医嘱给予患儿开放静脉通路，禁食、补液。必要时遵医嘱给予患儿吸氧及心电监测，床旁备气管插管、直达喉镜、气管切开包、抢救用物及药物等。协助医生尽快完善术前检查，待患儿手术。

2. 患儿气管切开术后常见的并发症有哪些？临床表现是什么？主要护理处置有哪些？

常见并发症	临床表现	护理处置
出血	气管套管内持续吸出新鲜血液，套管周围新鲜血渗出	立即通知医生，同时清除呼吸道内分泌物，严密监测患儿的生命体征
皮下气肿	以气管套管为中心，颈、胸部皮肤肿胀，按压有捻发感	避免患儿哭闹，记录皮下气肿的范围，排除气胸，一般可自行吸收
伤口感染	气切伤口有红肿或有脓性分泌物或异味，部分患儿体温升高	局部换药，保持清洁、干燥
吞咽障碍、误吸	患儿进食水时呛咳	早期可遵医嘱禁食水补液，如声带运动无异常，可让患儿进食半流质固体食物或进食软食，减缓进食水速度

3. 患儿气管切开术后可能出现的紧急并发症有哪些？护士应如何处置？

常见并发症	临床表现	护理处置
套管移位或阻塞	患儿突然出现严重呼吸困难或有呼吸啼泣声	首先清理呼吸道，明确气切管是否堵塞，无效时立即通知医生，取出气管套管，带管芯后重新插入气管内，妥善固定气管套管。如果不能立即重新找到插管的通道，应马上经口气管插管。气管切开处两侧气管软骨环上留置的缝线在术后早期可以保留，一旦发生插管移位时，可帮助迅速找回插管通道
气胸、纵隔气肿	呼吸困难加重，血氧下降明显	吸氧，抬高床头或半卧位，减少活动，必要时行胸腔引流术。监测呼吸、心率变化，及时发现缺氧征象

4. 患儿术后第 5 天出院，出院健康宣教的重点内容有哪些？

告知患儿家长，为患儿吸痰时应严格控制时间，密切观察患儿呼吸及面色情况，发现面色不好应立即将吸痰管撤出，待面色稍缓解后再吸痰。日常为保持气道湿润及通畅，患儿应佩戴人工鼻，污染时要及时更换；每次吸痰或换药时注意手卫生。使用电动吸引器前需检查吸气管和排气管，不能接错，检查电源电压和吸引器的电压是否相符，检查管道连接是否紧密。吸痰瓶每天至少消毒 1 次，每完成一次吸痰全过程更换吸痰管 1 根。雾化后痰液仍黏稠者，用 0.9% 氯化钠注射液滴入气管套管内 0.5 ~ 1ml，为患儿拍背，以利于痰液吸出。家长为患儿洗澡时注意避免水进入气管切开套管内，注意保持气切口周围皮肤清洁干燥。患儿生活的居室内应注意温湿度适宜，冬季室内干燥时应增加气道湿化的次数或延长单次湿化的时间。每天检查患儿气切固定带的松紧度，以能够容纳1指为宜。注意预防患儿呼吸道感染，按时复查。

专科知识

喉、气管狭窄疾病概述

儿童喉、气管狭窄可分为先天性和获得性两类。先天性喉、气管狭窄出生即有，不明原因的喉、声门、声门下狭窄乃至整个气管的狭窄，统称为先天性气道狭窄。声门以下部位的狭窄，按发生的部位可分为声门下狭窄和气管狭窄。获得性喉、气管狭窄出生时正常，因各种原因导致喉部、气管软骨壁和 / 或气管内黏膜受损而形成的气道狭窄，称为获得性喉、气管狭窄。最常见的原因是气管插管损伤（医源性）、喉气管外伤和化学烧灼伤，因气管插管损伤占90%，而插管损伤的区域主要位于声门下。

评价

继发性声门下狭窄以气管拔管后24～48小时内即出现呼吸困难为主要表现，较晚的往往是拔管后2～3周后，出现渐进性的吸气性喘鸣伴呼吸困难，明显的三凹征，合并上呼吸道感染后加重，导致急性喉阻塞Ⅲ～Ⅳ度，再次气管插管困难，需紧急行气管切开术。气管切开后的患儿因吸入气体不经鼻腔黏膜过滤，因此上呼吸道感染的发生概率相对健康儿童高，做好该类患儿的气道护理避免发生感染诱发呼吸困难加重至关重要。

案例四　甲状腺癌

病例介绍

一般资料：患儿，女，10岁，学龄期。

主诉：发现左颈部肿物3个月。

现病史：患儿于3个月前无意中发现颈部肿物，经颈部超声检查提示甲状腺左叶结节伴淋巴结肿大，建议观察。近2个月，自觉甲状腺包块缓慢增大，伴声嘶，无局部红肿，无饮水呛咳。1个月前全麻行甲状腺肿物穿刺活检术，病理回报"甲状腺乳头状癌"。自发病以来，患儿精神状态良好，体力情况良好，食欲食量良好，睡眠情况良好。

入院查体：T 36℃，P 100次/min，R 20次/min，BP 92/54mmHg，神志清，颈部无抵抗，颈动脉搏动正常，颈静脉无怒张，气管居中，肝颈静脉回流征阴性。甲状腺左叶可触及质韧肿物、固定，边界不清，可随吞咽上下活动。双侧颈部可触及散在淋巴结肿大。

实验室及其他检查：

甲状腺超声示：①甲状腺肿左叶中上部实性结节，考虑甲状腺癌；②余甲状腺左叶回声不均，待除外甲状腺微小癌；③左侧颈Ⅲ、Ⅳ及Ⅵ区多发异常淋巴结，考虑转移性；④甲状腺右叶下级中低回声区，考虑异位胸腺；⑤双侧颈部多发肿大淋巴结，考虑反应性增生。

诊疗经过：入院后各项常规化验检查结果大致正常，入院第4天全麻下行甲状腺全切及双侧颈淋巴结清扫术，术后给予抗感染及对症支持治疗，术后切口愈合良好，术后第7天出院。

┌ **问题** ┐

1. **该患儿入院后术前护理包含哪些内容？**

患儿术前护理的内容主要包括心理护理、术前皮肤及胃肠道准备、颈部活动训练、饮食护理及声音评估等方面。

患儿入院后护士应及时完成入院及术前健康宣教。为患儿提供安静舒适的环境，对学龄期患儿隐瞒病情，指导患儿消除恐惧心理，树立战胜疾病的信心。术前皮肤备皮的范围上至下颌，下平第3肋间，左右至胸锁乳突肌。术前指导患儿做颈部固定、身体活动的练习，注意颈部不要过度前屈或后仰，尽量保持不动。患儿掌握此方法后，术后起床或活动时能够避免伤口因过度牵拉而损伤。术前给予患儿高热量、高蛋白、高维生素、清淡、易消化的饮食，以提高患儿对手术的耐受力。同时，护士应在术前完成患儿声音状态的评估，方便在患儿术后进行声音的对比，从而判断喉返神经或者喉上神经损伤的程度。

2. 术后护理中，患儿会出现哪些并发症？主要护理处置有哪些？

针对本例患儿，常见的并发症有：呼吸困难、伤口出血、神经损伤、低钙血症等。

针对呼吸困难：呼吸困难是术后最危急的并发症，多发生于术后48小时内。临床表现为进行性呼吸困难、烦躁、紫绀，颈部肿胀，伤口渗出大量鲜血，一旦发生，护士应立即通知医生在床边进行抢救，开放切口，除去血肿，如呼吸仍无改善，应行气管切开术。因此护士在患儿术后应给予全麻术后常规护理，保持静脉通路畅通，保持患儿呼吸道通畅。

针对伤口出血：甲状腺癌术后出血多发生在术后48小时内，护士应指导患儿正确的咳嗽方法，针对不同原因引起的呕吐进行相应处理，让患儿尽量使用手势或书写等方法沟通，以减少出血的发生。此外，护士应时刻注意观察颈部伤口敷料渗出情况、引流量、有无颈部迅速肿胀增大等，如引流出的血液多而快，患儿出现进行性呼吸困难，应立即通知医生，积极抢救。患儿的伤口应始终保持引流通畅，生命体征平稳后取半卧位，床头抬高30°～45°，以利于伤口引流。

针对神经损伤：术中如果发现患儿有喉返神经或者喉上神经损伤，护士应注意对神经损伤表现的观察。一侧喉返神经损伤可引起声音嘶哑。在患儿清醒后向患儿提问，力求简短，并仔细注意其声音的改变。两侧喉返神经皆受损则导致双侧声带麻痹，可引起严重的呼吸困难，须行气管切开术。喉上神经损伤主要表现为进食，特别是饮水时发生呛咳。患儿经口进食时，协助患儿坐起进食或进半流质固体食物，进食速度不宜过快，以免发生呛咳。

针对低钙血症的处置：血钙降低多在术后 1~3 天出现。护士应密切关注患儿面部、口唇和手、足有无针刺和麻木感，注意倾听患儿的主诉。给予患儿高钙低磷食物，监测血钙，遵医嘱按时给患儿口服钙片和维生素 D_2，低血钙导致抽搐发作时，应立即遵医嘱静脉滴注 10% 葡萄糖酸钙，以解除痉挛。

3. 患儿术后如果出现甲状腺危象，护士应如何观察与处置？

甲状腺危象多在术后 12~36 小时内出现高热，体温 39℃ 以上，脉快且弱，脉率 > 120 次 /min，烦躁、大汗、谵妄甚至昏迷等。护士应密切观察患儿生命体征的变化，一旦发生甲状腺危象，应迅速进行物理降温、吸氧并报告医生。还可遵医嘱用冰水 100~300ml 灌肠或冰水内加退热药物保留灌肠，给予静脉输入葡萄糖液。在严密监测的同时，根据医嘱给予口服复方碘化钾溶液，紧急时用 10% 碘化钠 5~10ml 加入 10% 葡萄糖液 500ml 中静脉滴注；氢化可的松 200mg 或地塞米松 20mg 加 10% 葡萄糖 500ml 静脉滴注等。

4. 患儿术后第 7 天出院，术后出院时健康宣教的主要内容有哪些？

护士应指导患儿及家长在复查前注意观察患儿有无颈部红、

肿、疼痛等表现，了解甲状腺功能减退的临床表现，早期表现包括乏力、困倦、畏寒、便秘等。随着病情进展逐渐出现反应迟钝、表情淡漠、毛发脱落、声音嘶哑、食欲减退或厌食、体重增加及皮肤粗糙等。如出现复发表现应及时就医，按时复查。嘱咐患儿居家练习颈部运动，防止颈部切口瘢痕挛缩。术后要长期服用甲状腺素片者，定期复查血常规。

┌ 专科知识 ┐

甲状腺癌疾病概述

小儿甲状腺癌多发生于 10 岁左右的儿童，7 岁以下少见。男孩与女孩之比为 1 :（2～3）。多数患儿 5～10 年前曾有头、颈、胸部接受放射线照射史。甲状腺肿物较小者常无明显不适症状，随着肿物逐渐增大，压迫或侵犯喉返神经、喉、气管、食管或交感神经时，常伴有声音嘶哑、咳嗽、呼吸和吞咽困难。少数患儿因肿瘤已转移至颈淋巴结而以颈部淋巴结肿大就诊。

颈前肿物为最常见的体征，肿物质地较硬，边界不清，多无疼痛，可随吞咽上下活动，有时肿物可在短期内迅速增大，伴有坏死或囊性变。手术治疗仍是目前儿童甲状腺癌的首选治疗方法。

┌ 评价 ┐

儿童甲状腺癌以乳头状癌最多，约占 90%，其分化程度高，生长缓慢、预后较好。儿童甲状腺癌常见的病因有：①过量的促甲状腺激素长期刺激可使敏感的甲状腺上皮发生癌变。②碘的摄入异常，人体在碘不足或过量时，都会使甲状腺的形态结构和功能发生改变。③遗传因素。5%～10% 的髓样癌患儿具有阳性家族史。发病初期多无明显自觉症状，无意中或普查时发现颈部肿块。有的患儿到后期出现声音嘶哑、呼吸障碍、吞咽困难或呼吸困难才来就诊。

儿童甲状腺癌在规范化治疗的情况下，生存率＞95%。推荐采用颈部B超进行随访，初次手术后至少6个月内需复查颈部B超，中危级与高危级患儿每6～12个月检查一次，低危级患儿每年检查一次。

案例五　先天性梨状窝瘘

病例介绍

一般资料：患儿，男，7岁，学龄期。

主诉：发现左颈前肿物2年，颈前红肿10天。

现病史：2年前患儿感冒发热后发现其左侧颈前肿物，仰头时明显，初期似黄豆粒大小，皮肤颜色正常，无触痛，颈部B超示左侧胸锁乳突肌前上方低回声包块（性质待定），双侧颈部淋巴结增大，未予特殊治疗。20天前家长发现左颈前肿物逐渐增大，似花生粒大小，按压时轻疼痛，复查颈部B超示左侧颈部低回声团块并深方导管（考虑梨状隐窝瘘），给予头孢类药物1周后改善，并建议手术治疗。10天前患儿感冒后家长发现颈前红肿，触痛，无吞咽困难，无咽部异物感，无声嘶，无呼吸困难。自发病以来，患儿精神状态良好，体力情况良好，食欲食量良好，睡眠情况良好。

入院查体：T 36.2℃，P 92 次 /min，R 20 次 /min，BP 90/58mmHg，神志清，颈前偏左触及大小 2.0cm×1.3cm×1.5cm 肿物，质韧，表面皮肤慢性充血，无破溃，肿物活动性欠佳，伴压痛。

实验室及其他检查：

颈部B超：左侧颈部低回声团块并深方导管（考虑梨状隐

窝瘘）。

颈部磁共振：左颈部异常信号，累及甲状腺左叶，首先考虑梨状窝瘘继发感染。

诊疗经过：入院后完善相关辅助检查，于入院第 4 天全麻下行支撑喉镜下梨状窝肿物切除术 + 梨状窝内瘘口激光烧灼术，术后给予头孢呋辛钠静脉滴注抗感染治疗，复查血常规大致正常，术后第 2 天出院。出院医嘱：半流质饮食 2 周，避免进食硬质滚烫食物，半年复查。

┌ 问题 ┐

1. 该患儿入院后术前病情观察的要点是什么？主要护理处置有哪些？

患儿入院前 10 天有呼吸道感染及梨状窝瘘继发感染表现，需要待感染控制后全麻手术治疗，因此术前应严格遵医嘱完成抗感染治疗，观察局部感染变化情况，预防二次呼吸道感染，监测生命体征变化情况。

护理处置方面入院后应立即遵医嘱给予患儿静脉抗感染治疗，密切监测体温变化情况，定时巡视患儿颈部肿物局部压痛变化情况及有无局部红、肿、疼痛。保持病室内温湿度适宜，鼓励患儿多饮水。协助医生完善术前检查，等待手术。

2. 术后护理中，患儿会出现哪些并发症？主要护理处置有哪些？

针对本例患儿，常见的并发症有：窒息或误吸、伤口出血、伤口感染。

针对窒息或误吸的预防：术后应密切监测患儿生命体征变化，遵医嘱给予患儿去枕平卧位、吸氧、雾化吸入、心电监测，保持静脉通路畅通，观察患儿有无口唇或面色青紫、血氧下降等窒息的表现。如患儿出现窒息表现应及时通知医生，遵医嘱给予患儿清理呼吸道分泌物，增加吸氧流量；必要时给予患儿地塞米松磷酸钠注射液静脉入壶，缓解患儿喉部水肿。术中如果发现患儿有喉返神经或者喉上神经损伤，护理人员应注意观察患儿有无进食水后呛咳，如有应及时通知医生，遵医嘱对症处理，必要时给予营养神经的药物。

针对伤口出血的预防：①手术当天术后 4 小时后可进食流食。②术后第 1 天起给予温凉半流质饮食。③静脉滴注抗生素。④监测患儿有无恶心、呕吐。详细记录病情变化情况，如有异常情况及时通知医生处理。

针对伤口感染的预防：①监测体温等生命体征变化情况。②静脉滴注抗生素。③保持室内温湿度适宜，鼓励患儿多饮水，给予温凉半流质饮食。④监测患儿颈部局部有无红肿或疼痛加重表现。详细记录病情变化情况，如有异常情况及时通知医生处理。

3. 患儿术后出现吞咽时轻微咽部疼痛症状，此时护士应如何护理？

患儿吞咽时疼痛考虑与全麻气管插管、手术术式为经喉部导入器械，从而导致咽喉部黏膜水肿，出现吞咽时疼痛表现。护士应随时关注患儿疼痛变化情况，遵医嘱给予患儿布地奈德混悬液雾化吸入、头孢呋辛钠静脉滴注抗感染，减轻喉头水肿。给予患儿进食温凉半流质饮食，避免硬质食物刺激喉部加重疼痛。

4. 患儿术后第 2 天出院，应如何进行宣教？

指导患儿及家长，患儿术后 2 周内均应进食温凉的半流质饮食，避免食入刺激性食物或易马血色混淆的深色食物，例如橙汁等酸性大的食物、碳酸饮料、西瓜汁等深色果汁，以免患儿因刺激出现呕吐，或呕吐时无法区分呕吐物为胃内容物还是伤口出血。两周后需逐渐由软食过渡到正常饮食。复查前注意观察患儿有无颈部红、肿、疼痛等感染的表现，患儿呼吸道感染时及时抗感染治疗，如出现复发表现时及时就医，按时复查。

┌ 专科知识 ┐

梨状窝疾病概述

梨状窝瘘多发生于儿童，男女比例均等，大多位于左侧。因内瘘口位于梨状窝，与咽喉及食道相通，较易反复感染。本病常急性起病，表现为一侧颈部（常位于颈前三角区）红肿疼痛，偶有颈部弥漫性肿大，可伴颈部淋巴结肿大，可因上呼吸道感染或口腔内感染而诱发。临床出现发热、咽痛、吞咽困难，绝大多数局部皮温升高、红肿疼痛、压痛明显，偶可因炎症侵及局部喉返神经或喉上神经而出现声带麻痹和区域性交感神经受损的表现。因病灶与甲状腺关系密切，急性感染期间常侵犯甲状腺，临床上易误诊为化脓性甲状腺炎。炎症进展后局部形成脓肿，自行破溃或切开引流后症状缓解。此病的治疗方法有保守治疗和手术治疗。保守治疗时如有急性感染，应给予抗感染治疗，采用包括抑制厌氧菌在内的广谱抗生素或根据细菌培养结果选用敏感抗生素。脓肿形成时，部分病例可自然破溃或应及时切开引流，脓肿消退后症状多能缓解。消退后，一般 2 周后可手术治疗以避免再次感染。

手术治疗是梨状窝瘘唯一有效的根治方法。对于无症状的患儿，可暂观察。若反复感染者，应在感染控制后，最好于下次感染发作前或瘢痕形成之前尽早手术治疗。

梨状窝瘘微创手术，近年广泛采用 CO_2 激光和低温等离子射频消融方法在内镜下烧灼和消融内瘘口取得较理想的治疗效果。

评价

对于梨状窝瘘的患儿，术中如果发现有喉返神经或者喉上神经损伤，护理人员应注意观察患儿每次进食水时有无呛咳，有无声音嘶哑或呼吸困难。术后 2 周内应注意观察患儿伤口局部情况，监测生命体征变化情况，如有异常应及时就医。在日常护理中应注意随时观察患儿有无颈部肿物及肿物变化情况，观察患儿有无颈部红肿或疼痛，进食时有无呛咳等喉部神经受损的表现。注意让患儿保持健康的生活方式，避免呼吸道感染，保持居室内温、湿度适宜。

案例六　腺样体和扁桃体肥大

病例介绍

一般资料：患儿，男，6 岁，学龄期。

主诉：入睡打鼾伴张口呼吸 1 年余。

现病史：患儿入院前 1 年出现入睡打鼾、张口呼吸，不伴呼吸暂停及憋气。不伴反复咽痛、发热，否认有扁桃体化脓史。平素有闭塞性鼻音，感冒后常伴鼻塞、流涕，否认有明显听力下降，患儿白天无烦躁，否认嗜睡、注意力不集中，夜间无遗尿、无梦游，晨起无打喷嚏。曾到医院就诊，诊断为"腺样体肥大"，行盐水洗鼻及布地奈德喷鼻治疗，打鼾症状有缓解，但上呼吸道感染后症状反复发作。为求进一步诊治，再次到医院就诊。发病以来，食欲好，大小便正常。

入院查体：T 36.8℃，P 98 次 /min，R 20 次 /min，BP 95/65mmHg，鼻中隔无明显偏曲，双侧鼻黏膜轻肿，下鼻甲肥大，可见少许黏性分泌物。双侧腭舌弓无充血，双侧扁桃体 Ⅱ

度，咽后壁洁，无充血水肿。

实验室及其他检查：

鼻咽镜示：双侧鼻黏膜肿胀，腺样体组织占后鼻孔 2/3。

睡眠监测结果提示：OAHI 4.5，最低血氧饱和度 87%，符合轻度阻塞性睡眠呼吸暂停低通气综合征（OSAHS）表现。

诊疗经过：入院后立即完善术前检查，于入院第 2 天行鼻内镜下腺样体、双侧扁桃体切除术，术后予常规全麻术后护理，遵医嘱予患儿禁食水、心电监测、布地奈德混悬液雾化吸入，头孢呋辛钠抗感染治疗，术后第 1 天予患儿三餐后及睡前生理盐水漱口，生理盐水鼻腔冲洗，每天 2 次；予半流质饮食。观察患儿有无发热、伤口有无出血情况。患儿于术后第 2 天出现发热，体温最高 38.7℃，遵医嘱予患儿布洛芬混悬液口服，并鼓励患儿多饮水，服药后患儿体温降至正常。术后第 3 天，患儿伤口洁，生命体征平稳，顺利出院。

问题

1. 该患儿围手术期护理人员应该注意什么？

术前：遵医嘱协助患儿完成术前检查，避免呼吸道感染。患儿在入院后，责任护士应详细了解既往病史，向家长耐心讲解该病的有关知识，通过健康宣教可使患儿及家长理解手术治疗的必要性，增强患儿参与护理的积极性，更好地配合护理工作。嘱患儿注意休息和保暖，避免上呼吸道感染，增加营养。常规检查包括血常规、免疫八项、凝血四项、生化常规、心电图、胸部 X 线片、睡眠监测等检查。该患儿入院后进行睡眠监测，结果提示患儿存在 OSAHS，因此需要加强患儿夜间睡眠的观察，观察患儿有无张口呼吸、听患儿夜间有无打鼾及鼾声大小。对于腺样体和扁桃体肥大患儿，应尤其注意患儿有无上呼吸道感染情况，以及时对症处理，以免影响手术进行。

手术当天：术前遵医嘱给予患儿禁食水，静脉补液，遵医嘱给予患儿静脉入壶止血药，术后回室与麻醉医生交接患儿术中及苏醒情况，给予患儿全麻术后护理，及时清理呼吸道内分泌物并观察患儿伤口情况。

2. 该患儿术后常见的并发症是什么？如何进行并发症观察？

腺样体和扁桃体肥大患儿常见的并发症是伤口疼痛、发热、伤口出血等，其中伤口疼痛对于患儿舒适感影响较大，可发生在手术当天至术后 2 ~ 3 周，对于大龄患儿，其可主诉嗓子疼痛，拒绝进食水，对于此类患儿，要积极予以心理支持，鼓励患儿勇敢、坚持，尽可能多饮水，以促进伤口恢复；对于难以忍受疼痛的患儿，要及时予以疼痛干预，遵医嘱予镇痛药，以缓解患儿的不适。

术后伤口出血可能会造成不良后果，护理人员应随时观察有无出血表现，如鼻腔或口腔有新鲜血液流出、有频繁吞咽动作、神志淡漠、出冷汗、血压下降、面色苍白等症状，应立刻警觉患儿可能存在伤口出血情况。大量出血可在咽部形成凝血块后，易阻塞呼吸道，影响患儿呼吸。因此，保持呼吸道通畅是急救的重要护理措施之一。为了避免术后出血发生，术后可给予患儿颈部外敷冰袋，术后 4 ~ 6 小时可以给予患儿温凉流食。术后 1 天开始给予患儿温凉半流质饮食，入口即化的食品，避免进食硬质食物及碳酸饮料。

3. 什么是假膜剥脱期？如何识别假膜剥脱异常情况？

扁桃体手术之后，扁桃体伤口创面会形成一层白色的膜，这是正常的情况，而且白膜在 6 ~ 7 天的时候，会逐渐慢慢脱落，称为假膜剥脱期。白膜本身具有预防感染及保护创面的作用，如果白膜较厚、出现了表面渗血，颜色变褐和变黄，说明可能出现了术后感染。

一般情况，伤口假膜剥脱过程中可能会出现少量出血，出血量少于50ml时可居家观察，但若假膜提前因外力作用剥脱，出现大量出血时，应指导家长带领患儿尽快急诊就诊。

4. 指导患儿出院时，如何进行出院指导？

腺样体和扁桃体肥大患儿一般在术后2～3天出院，在术后2～3周伤口才能痊愈，因此患儿居家护理尤其重要。患儿出院指导包括：伤口护理、饮食护理、日常生活指导等。具体指导内容：①患儿在居家期间至复查前饮食均须半流质饮食，且饮食只能吃温凉半流质饮食，入口即化的饮食，避免进食硬质食物及碳酸饮料；②为了避免伤口感染或出血，在患儿复诊前，不建议自己刷牙，防止触碰伤口，指导患儿进食后及睡前用淡盐水漱口；③鼓励患儿多饮水，患儿疼痛严重或体温超过38.5℃时可以服用布洛芬混悬液或对乙酰氨基酚类解热镇痛药止痛或退热，服药后要鼓励患儿多进食、水，避免出汗过多导致脱水；④患儿在术后2周内在保证饮食的情况下可以上学，但不能进行跑操、蹦跳等剧烈运动；⑤患儿可以洗澡，洗澡时水不要过热，避免因热导致血管扩张增加伤口出血的风险，洗澡时注意保暖，避免着凉感冒。

┌ 专科知识 ┐
阻塞性睡眠呼吸暂停低通气综合征（OSAHS）

OSAHS主要是由于睡眠时上气道部分或完全阻塞扰乱正常通气而出现呼吸暂停或低通气，是一类较为常见的疾病。儿童OSAHS在各个年龄段均可发生，以2～8岁儿童居多。由于儿童上气道阻塞而出现缺氧导致患儿出现一系列的病理生理变化，严重时可损害神经、心脑血管和代谢功能等，对儿童的健康造成极大的危害。其病理机制复杂，其中直接引起儿童 OSAHS 的主要病理机制可分为上气道塌陷和解剖结构狭窄，儿童 OSAHS 最常见且最重要的病因是扁桃体腺样体肥大导致的上气道狭窄，因此扁桃体腺样体切除术也是目前治疗儿童 OSAHS 最主要的方法。诊断儿童 OSAHS 时需综合考虑临床病史、体格检查和相关检查结果等，其中夜间多导睡眠监测是诊断儿童 OSAHS 的金标准。近年 OSAHS 儿童发病率呈逐年上升趋势，严重影响儿童的健康与成长。

OSAHS 严重程度分类标准

严重程度	PSG 标准 （AHI：呼吸暂停低通气指数，次 /h）
无 OSAHS	OAHI < 1
轻度 OSAHS	1 < OAHI < 5
中度 OSAHS	5 < OAHI < 10
重度 OSAHS	OAHI > 10

扁桃体肿大分级

临床上把扁桃体肿大分为三度。Ⅰ度：扁桃体肿大不超过咽腭弓；Ⅱ度：超过咽腭弓；Ⅲ度：肿大达咽后壁中线。

评价

对于腺样体和扁桃体肥大术后患儿的护理与指导，不能仅限于在住院期间的护理与指导，更多的是要为患儿与家长提供更优质的出院指导与随访服务。因为此类疾病，住院时间较短，但是其并发症好发于出院至门诊复诊前的这一段时间，因此要完善出院指导内容，建立随访管理系统，积极做好疼痛护理、并发症的观察及饮食指导等综合护理措施，方能改善患儿的治疗效果，提高患儿及其家属的满意度，降低患儿出现并发症的发生率，提升护理质量。

第五章

神经外科疾病案例

案例一　脑积水

病例介绍

一般资料：患儿，男，3 个月 19 天，婴儿期。

主诉：精神萎靡 2 天，发现脑积水 1 天。

现病史：患儿入院前 2 天发现精神萎靡，不愿抬头，无抽搐、发热等不适，时有眼神呆滞，右斜视，头围较前增大。呕吐 1 次，为胃内容物，非喷射性。自发病以来，患儿精神状态较差，体力情况一般、食欲食量一般，睡眠情况良好。

入院查体：T 36.7℃，P 122 次 /min，R 29 次 /min，体 重 8.1kg，头围 58cm。神志清，双侧瞳孔等大等圆，直径 2mm，对光反射灵敏。头颅皮肤可见血管怒张，前囟约 3cm×3cm 大小，张力高，破壶音（＋），双侧眼球呈辐辏状，落日征（＋）。

实验室及其他检查：

血常规五分类 + CRP：快速 C- 反应蛋白 < 8mg，白细胞 19.08×10^9/L，红细胞 5.12×10^{12}/L，血红蛋白 129g/L。头颅 CT 显示脑积水。

诊疗经过：入院后积极完善术前检查。入院第 1 天行腰椎穿刺。入院第 3 天行脑室 - 腹腔分流术。术后遵医嘱给予抗感染对症治疗。术后第 1 天，神志清，精神弱，一般情况可，患儿最高体温 38.6℃。双侧瞳孔等大等圆，直径 2mm，对光反射灵敏。术后第 3 天，患儿体温正常，饮食好转，一般情况可。术后第 5 天，头围 47cm，较术前略减小，患儿生命体征平稳，嗜睡及呕吐症状较前明显缓解，复查头颅 CT 提示分流管位置满意，目前无发热、腹胀等特殊不适，给予患儿办理出院。

┌ 问题 ┐

1. 该患儿如何诊断为脑积水？

该患儿头颅 CT 检查示脑积水，同时该患儿符合脑积水的常见临床表现与体征：

①头颅增大：正常新生儿出生时头围约 34cm，1 岁时头围约为 46cm，2 岁时头围约为 48cm。该患儿 3 个月头围为 58cm，头围明显超出正常范围且与躯干比例不称。②头皮静脉怒张：该患儿头颅皮肤可见血管怒张。③叩诊可听到破壶音：对该患儿进行头部叩诊时（额颞顶叶交界处），其声如同叩破罐。④查体时该患儿双眼出现落日征：上凝视麻痹，患儿眼球不能上视，出现落日征。⑤颅高压症状：此患儿表现为精神萎靡。

2. 该患儿入院后的护理要点是什么？

该患儿头围大、头皮薄，注意多翻身，防止头部压力性损伤形成。此例患儿入院时出现精神萎靡症状，护士要在床旁准备好抢救物品，随时观察意识、瞳孔、血压、呼吸、脉搏等的改变，及时发现脑疝症状，早期治疗。完善各项术前准备工作、术日前一天备皮。备皮范围为：头、颈、胸、腹部备皮。头部为全部头皮，前额，两鬓及颈后皮肤，保留眉毛；肩颈部为所有皮肤；胸腹部为双乳头连线至大腿上 1/3 处，两侧到腋后线，剃净所有毛发。同时注意患儿的脐部消毒。

3. 此患儿术前做腰椎穿刺的目的是什么？

脑积水患儿若有颅内感染或脑脊液蛋白增高或有新鲜出血者禁忌做脑室 - 腹腔分流术。因此患儿需要进行腰椎穿刺确认脑脊液各项指标无手术禁忌。

4. 此患儿术后应注意哪些？

①密切观察患儿意识、瞳孔变化，生命体征及肢体活动情况，保持安静，减少刺激，避免哭闹，必要时遵医嘱给予镇静剂。术后有可能出现反复腰椎穿刺导致的颅内血肿，或分流过度导致的硬膜下血肿或积液，及时复查头颅 CT，遵医嘱给予对症处理。②患儿术后第 1 天体温最高为 38.6℃，护士应采取有效的降温措施，同时要观察面色、呼吸、脉搏及出汗情况，防止虚脱。③抬高床头 15°~30°，以利于头部静脉回流，减轻颅内静脉淤血。④观察头部及腹部伤口敷料有无渗血渗液。⑤观察患儿有无恶心、呕吐、腹胀等症状，轻度腹胀为脑脊液刺激所致，可继续观察不予处理。

5. 脑室-腹腔分流术术后可能出现的并发症有哪些？

该患儿入院第 3 天行脑室-腹腔分流术。该手术常见并发症有以下几种：

（1）分流管梗阻：是脑室-腹腔分流术后最常见的并发症，临床表现多同于术前，出现意识障碍、反应迟钝、语言含糊不清、步态不稳等症状，高颅压者多有头痛、呕吐。囟门未闭者出现前囟膨隆，婴幼儿还有头围增大，皮肤切口脑脊液漏出，四肢肌张力增高，也可出现腹痛。告知家长如有上述症状立即来医院就诊。

（2）过度分流：与脑脊液虹吸作用过强有关，临床表现为恶心、呕吐、嗜睡及原有症状加重。告知家长如有上述症状立即来医院就诊。

（3）颅内感染：保持病室清洁，保持切口敷料及床单位的整洁干燥。注意患儿体温变化，若体温超过 40℃，呈持续性，疑是颅内感染，常规做脑脊液及血液培养。根据培养结果选用抗生素。除静脉用药外，还可在进行腰椎穿刺时注入有效的抗生素，观察有无脑室炎、脑膜炎颅内感染情况，观察腹部有无腹膜炎、膈下脓肿、腹腔脓肿的发生。

（4）腹部并发症：一般在早期表现为消化道症状，多在1周左右消失。如出现腹胀、腹痛、恶心、呕吐、食欲下降等症状时，应及时对症处理。长期带导管还可能会出现其他腹部问题。导管末端长期机械摩擦，出现腹腔脏器损伤或者皮下隧道太浅，导管长期与表皮摩擦压迫，可使皮肤坏死、感染、缝线脱落等。密切观察患儿的腹部情况，予精细化喂养，防止腹泻。

6. 患儿出院时应交代家长注意什么？

①指导家长密切注意患儿是否出现呕吐、头痛、抽搐等颅高压变化。如患儿出现烦躁哭闹、尖叫、意识障碍、前囟饱满、呕吐、胃肠道反应、发热等症状随时就诊，就诊时携带CT、MRI片。②怀抱患儿时注意周围环境，防止意外碰撞和坚硬物体碰撞分流管，以免断裂。③该患儿置入的分流泵为磁感应体，告知家长注意让患儿远离磁场，在做必要的MRI检查后要到调压门诊重新调压。④带患儿外出活动时防止交叉感染，避免受凉。

┌ 专科知识 ┐

脑积水病因与分型

脑积水是由于各种原因导致的脑脊液的产生和吸收之间失去平衡，常见为脑脊液分泌过多、脑脊液吸收障碍、脑脊液循环通路受阻等所致的脑室系统和/或蛛网膜下腔扩大而积聚大量脑脊液，使脑压增高、脑室被动扩张的一种疾病。小儿脑积水的形成原因多为先天性和炎症性病变所致。从解剖学上看，脑脊液通路上任何部位发生狭窄或阻塞都可发生脑积水。根据形成原因可分为先天性脑积水和获得性脑积水。先天性脑积水是由于脑脊液通道阻塞所致，尤其是中脑导水管和第四脑室出口部位的阻塞。常伴有其他神经系统畸形，以脊柱裂多见。获得性脑积水指出生后有明显病因产生的脑积水，如脑室内出血、颅内感染、肿瘤等。

评价

脑积水是神经外科常见先天性疾病，在护理脑积水的患儿时，要特别注意患儿头部。患儿头颅大，皮下组织稀疏，头重不易转动，移动患儿时动作要轻柔，抱起患儿时应先用一只手将患儿头部及颈部轻轻托起，再用一只手托起患儿的身体同时抱起。避免双手放入患儿腋下猛然举起，以免损伤颈椎。一定要注意患儿的饮食卫生，少食多餐，食用高营养，易消化，易吸收的食品。母乳家长在喂奶前要洗净乳头和双手，防止患儿腹泻的发生。由于脑脊液刺激肠壁，患儿术后会排稀便，要向家长说明，并要做好臀部皮肤护理。如出现腹胀、腹痛、恶心、呕吐、食欲下降等症状时，应及时对症处理。对颅内压增高的患儿，要准备好抢救物品，随时观察意识、瞳孔、血压、呼吸、脉搏等的改变，及时发现脑疝，早期治疗。同时做好患儿及患儿家长的心理护理，减少患儿及家长对疾病和手术的恐惧心理，了解病情及预后恢复的心理护理。

案例二　脊膜膨出

病例介绍

一般资料：患儿，女，2 个月 25 天，婴儿期。

主诉：生后发现腰骶部肿物至今。

现病史：患儿生后腰骶部正中 1cm × 1cm 大小突起，质软，活动度可，未突出皮面，皮肤表面可见一红色斑块，局部皮肤无破溃。患儿 45 天时背部皮肤逐渐变成一包块，约 3cm×3cm 大小，质地软。自发病以来，患儿精神状态良好，体力情况良好、食欲食量良好，睡眠情况良好，大小便正常。

入院查体：T 36.5℃，P 132 次/min，R 34 次/min，体重 7kg。腰骶部正中可见一肿物，约 3cm×3cm 大小，质地软，皮肤无红肿、破溃，表面可见一约为 1cm×2cm 大小的红斑，四肢肌力、肌张力正常。

实验室及其他检查：

骶尾 MRI 平扫：椎管内脂肪充盈明显，S_2 椎板裂，局部椎管内外脂肪相延续。

腰骶部背侧皮下脂肪层增厚。腰椎 MRI 平扫：$L_3 \sim L_5$ 椎管背侧可见纵向柱状脂肪信号。

诊疗经过：入院后积极完善术前检查，查无禁忌。入院第 3 天行显微镜下脊髓髓内肿物切除术。术后给予抗感染对症治疗。术后第 1 天，患儿体温正常，神志清，精神可，双下肢活动正常，尿管引流通畅。术后第 3 天患儿拔除尿管，可自行排尿。术后第 4 天患儿神志清、精神可，双下肢活动正常，大小便正常。换药见伤口愈合良好，给予患儿办理出院。

┌ 问题 ┐

1. 脊膜膨出患儿常见表现有哪些？

①腰骶部皮肤改变，皮肤隆突或凹陷，可能伴有分泌物或感染（皮毛窦），多毛。②下肢感知觉变化，表现为行走异常，力弱，变形和疼痛。下肢、腰骶部感觉异常。③大小便功能障碍，表现尿潴留、排尿困难、尿失禁，大便便秘或失禁。④表面皮肤正常，也有时为瘢痕或囊上有毛发。单纯脊膜膨出可以无神经系统症状，脊髓脊膜膨出并有脊髓末端发育畸形、变性，形成空洞

者，可有不同程度的下肢活动受限及大小便失禁。

2. 此患儿入院后病情观察的要点及护理措施是什么？

观察要点：观察患儿膨出部位的皮肤情况（如观察有无破溃，出血、窦道、流液）。为了防止膨出部位受压，可给予患儿侧卧位。观察患儿四肢活动及肌力、肌张力情况，尤其下肢肌力、肌张力情况。观察患儿大小便情况，患儿病变部位为腰骶部，如患儿出现大小便失禁情况，应加强患儿肛周皮肤护理。

护理措施：完善术前准备、术日前 1 天手术区备皮，术日查皮。该患儿正处于学习翻身的月龄，护士应做好家长及时拉床挡的健康宣教工作，防止发生坠床跌倒。患儿月龄小，患儿家长存在焦虑情绪，护士应向患儿家长解释说明术后需要长时间俯卧位及疾病相关注意事项，耐心细致地解答问题，缓解家长紧张情绪，使其积极配合治疗。

3. 脊膜膨出患儿术后应注意哪些方面？

①密切观察患儿病情：遵医嘱予患儿心电监测，监测患儿生命体征，观察患儿意识状态，发现异常及时报告医生处理。②体位护理：遵医嘱给予俯卧位抬高床尾（15～30cm），臀部稍垫高，使手术部位保持较高平面，以降低局部张力，促进手术伤口愈合。同时还可防止出血及脑脊液漏、防止大小便污染。患儿月龄小，在俯卧位时应保证患儿头偏向一侧（左右交替），避免堵住口鼻。③呼吸道管理：遵医嘱予患儿吸氧，保持呼吸道通畅，及时清理呼吸道分泌物及呕吐物。如为较大患儿需指导患儿正确有效地咳嗽、排痰，及时拍背，予以雾化吸入。④伤口护理：观察伤口处有无渗血渗液，若骶尾部伤口周围出现水肿，提示有可能出现脑脊液漏，应及时通知医生处理。⑤饮食：鼓励此患儿家长继续给予母乳喂养。若为年龄较大患儿，术后饮食应由流质过

渡到高蛋白、高维生素易消化饮食，增强机体抵抗力，促进伤口愈合。⑥排尿的护理：拔除尿管后，观察患儿自主排尿功能。对排尿功能异常的患儿，给予有节律的按摩和定时的刺激，恢复其膀胱的顺应性。⑦功能锻炼：注意观察肢体活动情况，双下肢肌力、肌张力及末梢循环情况。协助、指导家长进行肢体功能锻炼，如肌肉按摩、直腿抬高及屈膝运动，改善下肢的血液循环，防止关节僵硬。预防肢体挛缩、畸形和肌肉萎缩，促进功能恢复。

4. 该患儿术后有可能出现的并发症有哪些？该如何处理？

（1）脑脊液漏：脑脊液漏是脊膜膨出患儿术后常见并发症，脑脊液漏可导致蛛网膜下腔脑脊液减少，硬膜与脊髓或马尾粘连，增加再栓系概率，同时明显增加硬膜内外感染的概率，导致伤口愈合不良甚至裂开。护士应观察患儿伤口敷料情况，若伤口周围出现水肿，提示可能出现脑脊液漏，应及时通知医生处理。

（2）切口感染：护士应注意观察患儿伤口有无红、肿、热、痛，并及时汇报医生。观察伤口敷料有无渗血渗液，及时通知医生按时换药，降低感染概率。观察患儿体温情况，发热时及时遵医嘱给予降温处理。保持伤口清洁、干燥，避免感染。

（3）尿潴留：大多是由于骶神经被阻断后，逼尿肌松弛而不能自主排尿，引起尿潴留，此外，伤口的创伤疼痛、术后膀胱炎发作，以及患儿不习惯卧床排便均可引起尿潴留。患儿拔除尿管后，注意观察有无尿潴留现象。患儿可给予听流水声或用温水冲洗会阴部、遵医嘱给予开塞露肛注。若上述护理措施仍无效时告知医生，判断是否需要再次保留导尿。

5. 此类患儿出院时应告知家长哪些内容？

①加强营养，提高自身抵抗力。年龄较大患儿可多进食高热

量、高蛋白、富含纤维素、维生素丰富饮食。②避免剧烈活动及运动，家长要坚持辅助患儿进行肢体功能锻炼。③如果伴有下肢运动障碍者应尽量避免单独外出，以免发生意外。卧床时应预防跌倒坠床，定时翻身，保持床上被服干燥、整洁，预防压力性损伤。④如病情需要需间歇导尿者嘱咐家长注意手卫生，按需导尿。⑤排便不畅者可口服药物或使用开塞露帮助排便。排便失禁者应及时更换污染衣物，保持肛周会阴部皮肤清洁干燥，便后可用鞣酸软膏涂抹肛周，保护肛周皮肤。⑥定期门诊复查。若出现伤口部位发红、积液、漏液等及时就诊。

专科知识

脊膜膨出病因

脊膜膨出属于先天性疾病，可能与先天遗传有关。脊膜膨出患儿在母亲子宫发育过程中神经管一部分没有正常发育或者是闭合，导致脊柱缺损。由于椎板闭合不全，椎管内容物通过缺损处向椎管外膨出，在背部皮下形成囊性包块，即脊膜膨出或脊髓脊膜膨出。好发人群为叶酸缺乏的女性、有神经管缺陷家族史的女性、怀孕期间感染病毒的女性。

评价

脊膜膨出多见于腰骶部，护士一定要着重注意观察患儿下肢肌力、肌张力及双下肢活动情况，有无大小便功能障碍情况，如尿潴留、排尿困难、尿失禁、大便便秘或失禁等。观察患儿双下肢感知觉变化，有无下肢、腰骶部感觉异常。术后给予患儿俯卧抬高床尾，促进伤口愈合，防止脑脊液漏的发生。同时注意在调整体位时保证患儿呼吸道通畅与保护患儿会阴部。术后仍要特别注意观察大小便及双下肢功能情况，观察原有神经功能障碍有无加重或有无新症状出现。协助患儿及家长进行肢体功能锻炼，预防肢体挛缩及肌肉萎缩。出院后定期复查，根据医生的判断，决定患儿术后卧床时间的长短及下床活动的时间。

案例三 烟雾病

病例介绍

一般资料：患儿，女，10岁6个月，学龄期。

主诉：左手对指不能8天。

现病史：患儿于8天前无明显诱因感左手不能对指，肌力下降，无法手持物品，偶感一过性头痛，无头晕、恶心呕吐，无视物模糊，无肢体抽搐。5天前到医院就诊，行CT检查平扫：右侧额顶叶局部萎缩样改变，右侧额顶叶及左侧额叶多发低密度影、软化灶。门诊以"烟雾病"收入院。

入院查体：T 36.6℃，P 93次/min，R 20次/min，BP 102/53mmHg，体重36.6kg。患儿生长发育正常，营养良好，表情自如，神志清楚。双侧瞳孔等大等圆，对光反射灵敏。左手肌力下降，对指运动不能，其余肢体肌力正常，肌张力正常，腹壁反射存在，双侧膝腱反射正常，双侧跟腱反射正常，双侧巴宾斯基征阴性，克尼格征阴性，布鲁辛斯基征阴性。

实验室及其他检查：

头颅CT平扫：右侧额顶叶局部体积略小，脑回变薄，脑沟增深，可见多发斑片状密度影，左侧额叶可见条片状低密度影，余脑实质内未见明显密度灶，各脑池、蛛网膜下腔不宽，脑室系统未见异常，中线结构无明显移位。基底核区和小脑未见异常。

诊疗经过：入院后立即完善术前检查及准备，于入院第3天行全脑血管造影示：右侧颈内动脉末端闭塞、局部可见烟雾状血管；左侧颈内动脉 C_6 段重度狭窄，左侧大脑前动脉纤细、中动脉 M1 段狭窄；双侧椎动脉粗大、基底动脉及大脑后动脉血管形态、走形无明显异常，通过丰富的软膜支由后向前代偿供血给双侧大脑半球。于入院第 5 天在全麻显微镜下行右侧颞肌颞浅动脉贴敷术，手术顺利。术后给予头孢吡肟 1.5g 静脉滴注预防感染，每天 1 次，共 2 天；尖吻蝮蛇血凝酶 1 单位静脉滴注止血 1 次。术后患儿无恶心呕吐等不适，饮食睡眠可。神志清，双侧瞳孔等大等圆，对光反射灵敏。四肢肌力、肌张力正常。患儿术后第 5 天，头部伤口对合良好无渗血，予以出院。

┌ 问题 ┐

1. 什么是烟雾病？儿童烟雾病有哪些临床症状？

烟雾病的发病原因至今尚不明确，是以双侧颈内动脉末端及大脑前动脉、中动脉起始段慢性进行性狭窄或闭塞为特征，并继发引起特征性的颅底异常血管网形成的脑血管疾病。因为在脑血管造影时呈现许多密集成堆的血管网，似烟雾而命名为烟雾病。成人烟雾病多表现为脑出血症状，儿童烟雾病以脑缺血及脑梗死为主要表现。

儿童烟雾病临床症状主要为：①肢体发麻乏力，间断发作或者持续状态；②一过性的肢体无力；③反复言语不清；④定向协调能力障碍；⑤认知力下降、记忆力下降；⑥癫痫发作；⑦头痛。

2. 脑血管造影术的术后护理要点有哪些？

①术后保持平卧 24 小时，持续心电监测及氧气吸入，观察生命体征变化，清醒后遵医嘱给予饮食。②腹股沟加压包扎防止穿刺部位出血、红肿、皮下血肿。每 1～2 小时观察足背动脉搏动，如有异常立即通知医生，对症处理。③患肢制动 24 小时，8 小时后拆除加压包扎敷料，观察伤口敷料有无渗血，防止因过度

加压导致血液循环受阻。④24小时后方可下地活动。

3. 患儿入院后护士应给予哪些安全护理措施？

因患儿症状表现为脑缺血发作，应注意避免发作时给患儿造成意外伤害，又要警惕颅内出血的发生。①严密观察病情变化：观察患儿的意识状态及生命体征，注意有无癫痫发作或肢体活动障碍。同时注意观察是否出现头痛、恶心、呕吐等颅内压增高的症状，如有则提示可能有颅内出血，及时通知医生。保持病室内安静，减少对患儿刺激，患儿要绝对卧床休息，保持大便通畅。②避免患儿情绪波动：情绪刺激可以影响局部脑血流量。患儿出现紧张、易激惹，要多与患儿进行沟通交流，并对家属进行必要的心理疏导。

4. 患儿术后应给予哪些护理措施？

①除全麻术后常规护理外应注意清醒后注意观察肢体活动情况较前是否有所好转。保持伤口清洁干燥，避免受压。②严密观察病情变化包括患儿的精神意识状态、瞳孔、生命体征的变化情况，及时发现异常，立即报告医生进行处理。③预防术后感染：保持伤口干燥，避免受压。患儿术后卧床，易发生肺部感染，应保持呼吸道通畅，可协助患儿翻身，给予叩背利于痰液排出；患儿出现体温发热给予相应处理，若持续高热，头痛加重，应做脑脊液检查，并遵医嘱给予降温、降颅内压、抗感染治疗，同时做好生活护理。④康复护理指导：根据患儿的体能状态协助翻身、坐起、肢体活动、搀扶行走，并进行日常生活能力训练。加强刺激训练、增加其反应能力。同时要给予易消化、高营养、高蛋白的食物，增强患儿体质。

5. 针对术后常见并发症该如何护理?

①术后再出血: 术后 24 ~ 72 小时内要特别注意患儿是否有嗜睡、反应迟钝, 若出现渐进性意识障碍, 肢体活动障碍, 瞳孔不等大, 血压持续升高等, 应及时通知医生, 及早行 CT 检查。②短暂性缺血发作: 由于供血不足引起。表现为一侧肢体无力和感觉障碍, 有时发生一过性黑矇和单眼失明, 持续数秒后视力恢复。发作时应绝对卧床休息, 由专人看护。若反复发作应考虑是否由短暂性缺血转化为脑梗死。

专科知识
为什么说脑血管造影是诊断烟雾病的金标准?

一旦儿童出现可疑烟雾病症状, 通常要做脑和脑血管检查。磁共振成像和磁共振血管成像通常作为最初的检查方式, 查看大脑及血管情况。数字减影血管造影(DSA)是最准确的诊断方法, 是诊断烟雾病的首选, 也是国际公认的诊断金标准。它可以直观显示脑底动脉环狭窄闭塞的病变范围、程度和脑底异常血管网的分布, 并可显示全部侧支循环血管及灌注情况。

评价

烟雾病属于脑血管病变, 术前应做好各项安全护理措施, 患儿应绝对卧床休息, 防止坠床、跌倒意外发生, 保持病室环境安静减少对患儿的刺激; 术后应密切观察患儿意识状态、生命体征及瞳孔变化, 保持伤口干洁禁止受压。护理人员应及时发现病情变化, 落实好安全及生活护理, 防止压力性损伤、预防并发症, 同时做好心理护理及健康宣教。患儿围手术期各项护理措施落实到位, 无相关并发症, 肢体功能恢复良好顺利出院。

案例四　后颅窝肿瘤

病例介绍

一般资料：患儿，女，4 岁，学龄前期。

主诉：头晕伴呕吐 1 月余。

现病史：患儿 1 个月前无明显诱因，进食后出现喷射性呕吐，2 周前，患儿运动后出现头晕，伴步态不稳，步行 10m 即摔倒。自发病以来，患儿精神状态良好，体力情况一般，食量减少，睡眠情况良好。

入院查体：T 36.2℃，P 78 次 /min，R 20 次 /min，BP 110/68mmHg，神志清，双侧瞳孔等大等圆，直径 3mm，对光反射灵敏，走路伴步态不稳。

实验室及其他检查：

头颅平扫 + 增强示：后颅窝内不规则占位，占位疝入椎管内，于枕骨大孔下方 14mm，脑干受压向前推移变小，幕上脑室系统积水伴室旁水肿。

诊疗经过：入院后立即完善术前检查及准备，给予 20% 甘露醇 80ml、q.8h.，静脉滴注，脱水降颅内压，于入院第 2 天行后颅窝肿瘤切除术，术后转入 PICU 继续治疗，患儿病情平稳后于术后第 2 天带胃管转入神经外科。转入后复查脑脊液常规：白细胞 $38×10^9/L$，生化脑脊液糖 2.63mmol/L，脑脊液蛋白 1 296mg/L，提示出现化脓性脑膜炎，患儿体温波动 37.4～38.9℃，给予万古霉素 + 美罗培南抗感染、甘露醇降颅内压治疗。术后第 3 天鼻饲前回抽可见咖啡色胃液，给予禁食水、胃肠减压，奥美拉唑静脉滴注抑酸治疗，以及胃肠道营养等对症治疗。在此期间复查血常规、生化，酌情调整补液量，以维持电解质平衡。术后第 13 天复查脑脊液常规均恢复正常，体温波动在 36.8～37.7℃。术后第

15 天复查头颅 CT 未见异常，患儿无不适症状，带胃管出院。

问题

1. 该患儿入院后病情观察的要点是什么？主要护理处置有哪些？

患儿入院时行 CT 检查示：占位疝入椎管内，于枕骨大孔下方 14mm，脑干受压向前推移变小，幕上脑室系统积水伴室旁水肿。查体神志清，双侧瞳孔等大等圆，直径 3mm，对光反射灵敏。此时为小脑扁桃体和早期临床表现，生命体征变化出现较早，而瞳孔的变化及意识障碍出现较晚，应密切观察脉搏、呼吸及血压的改变。

护理处置方面入院后应立即予患儿心电监测、吸氧，遵医嘱按时应用药物，严密监测是否出现颅内高压表现：血压升高（全身血管加压反应）、心跳和脉搏缓慢、呼吸节律紊乱及体温升高等各项生命体征变化。

2. 术后护理中，应如何避免并发症的发生？除常规并发症护理外，还应针对性地进行哪方面护理？

针对本例患儿，最常见的并发症是颅内出血以及术后癫痫的发生。

针对颅内出血的护理：术后应密切观察患儿神志及瞳孔的变化，如果出现全麻清醒后又逐渐嗜睡、反应迟钝甚至昏迷；瞳孔不对称，对光反应迟钝或消失；血压升高，脉压增大，脉搏慢而有力，呼吸深而慢。则提示患儿存在颅内出血征象，应及时报告医生行 CT 检查，并做好再次手术止血的准备。同时立即抽取血生化标本，送检验科化验，及时取回化验报告掌握检验结果的正常值，发现异常及时配合医生进行处理。

针对术后癫痫发作的护理：①术后常规给予抗癫痫药物以预防癫痫发作。②癫痫发作时，应及时给予抗癫痫药物控制，防止舌咬伤，注意休息，避免情绪激动，持续低流量吸氧，保持呼吸道通畅，防止脑组织缺氧。保护患儿，避免意外受伤，并做好详细记录。③对于血钠异常的患儿，每天两次监测电解质情况。④注意有无低血钠起的局部或全身肌肉抽搐，与癫痫相区分。血钠在 24 小时内的急剧变化（＞ 10mmol/L）易诱发癫痫尤其是急剧的血钠下降更易引发癫痫。

还应对患儿呼吸功能进行针对性观察及护理：①呼吸道管理防止吸入性肺炎和窒息的发生，患儿术后需留置胃管，待咳嗽吞咽反射恢复正常后，在护士的监护及指导下进食，在此期间应保持管路通畅防止打折扭曲，如出现呕吐物反流至呼吸道的情况，应及时给予负压吸引，防止窒息的发生。②卧位管理，术后搬动患儿时，动作必须轻柔平稳：需一人双手托住患儿头部，防止头颈部扭曲或振动。全麻未清醒时，取平卧位。待患儿清醒后血压平稳后，床头抬高 15°～30°，以利于颅内静脉回流，减轻脑水肿，降低颅内压。翻身时应做到用力均匀，动作协调成轴线翻身，保持头部与身体同时转动，避免颈部扭曲或震动。

3. 患儿术后出现胃肠道出血症状，此时护士应如何护理？

首先确认患儿胃肠道出血的原因，是由于术中脑干部分受损，导致相应的脑干损伤症状：意识障碍、生命体征变化、内脏变化（胃肠道出血）。在鼻饲时应注意鼻饲液的温度，避免刺激胃黏膜，遵医嘱应用奥美拉唑抑酸治疗。进行鼻饲前回抽胃液，记录有无潴留、颜色、性质、量，如有异常及时告知医生。

4. 为指导患儿出院后正确喂养，应如何进行宣教？

指导正确喂养方式：患儿术后带胃管出院，应告知家属经胃管纳奶时注意事项，鼻饲液温度应为 30～50℃，鼻饲时注意观察患儿有无恶心、呕吐、呛咳的表现。由于患儿术中不可避免的损伤到后组脑神经，所以术后存在吞咽功能障碍的临床表现，在逐渐尝试经口喂养时，应遵循循序渐进的原则，不可操之过急，按流食→半流质饮食→普食的顺序逐渐过渡。

专科知识
脑疝分期

脑疝分期	机制	意识	瞳孔	生命体征	处理
脑疝前期（早期）	脑组织已突入，处于脑疝形成的短暂阶段	突然发生意识障碍或忽然意识障碍再度加重或烦躁不安	一侧瞳孔缩小或忽大忽小；至瞳孔散大，光反射减弱	呼吸深而快、血压上升、脉搏加快，体温升高	早期警惕、早期发现，是治疗的最佳时机
脑疝代偿期（中期）	脑疝已形成，脑干受疝入脑组织压迫，但一系列调节机制尚能代偿	呈昏迷状态	一侧瞳孔显著散大，光反射极迟钝或消失	呼吸深而慢，脉搏缓慢，血压、体温继续升高	紧急强力脱水降压或手术
脑疝衰竭期（晚期）	脑干已严重损害，生理调节代偿能力丧失	深度昏迷	两侧散大，光反射消失	血压剧烈波动并迅速下降，呼吸不规则至停止	此期抢救已难奏效

评价

对于后颅窝肿瘤合并小脑扁桃体疝的患儿，病情观察不应局限于神志、瞳孔的变化，应结合生命体征如脉搏、呼吸、血压、体温的变化综合考虑患儿是否发生病情进展。患儿术后易并发吞咽功能障碍表现，术后留置胃管，待咳嗽吞咽反射恢复正常后，方可经口进食，这期间做好留置胃管鼻饲时的护理，加强营养支持、及时应用抑酸药物治疗等措施，需要护理人员专业、细心、及时的观察及处理，才能确保患儿住院期间的安全。

案例五　视路胶质瘤

病例介绍

一般资料：患儿，女，3 岁 5 个月 21 天，学龄前期。

主诉：发现颅内肿物 1 年余。

现病史：近半年患儿发育迟缓，精神食欲差伴呕吐，视力下降伴双眼球震颤。

入院查体：双侧巩膜无黄染，双侧瞳孔等大等圆，对光反射正常引出。双侧眼睑无水肿及下垂，无倒睫，结膜无充血、水肿，角膜无溃疡，眼球运动自如。双上肢肌力正常、肌张力正常，双下肢肌力正常、肌张力正常，双侧膝腱反射正常，双侧跟腱反射正常，双侧巴宾斯基征阴性，克尼格征阴性，布鲁辛斯基征阴性。

实验室及其他检查：

头颅 CT：鞍区为中心占位，双侧侧脑室扩张。

头颅 MRI 及增强：鞍区、三脑室见巨大肿块，T_1 略低信号，T_2 呈稍高信号，内见点状高信号，DWI 呈等信号，增强后明显强化，边界清晰，大小约 79mm×56mm×43mm，正常垂体结构清晰，无增大，垂体柄、视交叉受累？（显示不清），脑桥、中脑受压变形，幕上脑室扩大；增强后四脑室壁脑干表面见点状异常强化，鞍区三脑室肿瘤。

诊疗经过：患儿入院后精神反应弱，神志清。完善各项术前常规检查及视神经纤维重建后于入院第 5 天在全麻下行鞍区占位大部切除术 + 侧脑室外引流术。术后病理为毛细胞型星形细胞瘤（鞍区）（WHO Ⅰ级）。患儿术后出现尿量增多及血钠异常，血钠（128 ~ 159mmol/L）、血氯（92 ~ 116mmol/L）、血钾（3.1 ~ 4.12mmol/L）。诊断为尿崩症、电解质紊乱，分别予神经垂体素泵维持补液、口服醋酸去氨加压素等对症治疗，并根据电解质复查结果调整。术后常规予 20% 甘露醇降颅内压、地塞米松静脉推注减轻脑水肿及抗感染，予万古霉素、美罗培南静脉滴注抗感染，予白眉蛇毒血凝酶、酚磺乙胺静脉滴注止血，予肠内营养小百肽 q.4h. 营养支持。术后第 3 天，患儿出现体温发热，血常规、C- 反应蛋白（CRP）及降钙素原（PCT）炎性指标增高，考虑继发感染，继续万古霉素及美罗培南抗感染。术后曾出现抽搐发作，表现为局部发作，考虑症状性癫痫，予镇静药对症处理。术后第 5 天拔除脑室外引流管。术后第 18 天患儿一般情况尚可，精神意识正常，查体：体温 37℃，双侧瞳孔等大同圆，对光反射正常，患儿出院继续口服激素替代治疗，门诊复查血生化、甲功五项、皮质醇、促肾上腺皮质激素及性激素。

问题

1. 何为视路胶质瘤？

视路胶质瘤是起源于视神经、视交叉、视束或下丘脑的低级别星型细胞瘤，可发生于视觉通路上的任何部位，严重影响患儿的视力及内分泌功能。据文献报道约 75% 的视路胶质瘤发生在 10 岁以内，以累及视交叉结构多见，90% 患儿可在 20 岁以前出现视力下降、视野受限、内分泌功能异常、颅内压升高等临床症状。该病的发病率未明确，无明显的性别差异。临床表现多以眼球突出、视力、视野的改变为主要特征，影响脑脊液循环，梗阻性脑积水患儿还会出现不同程度的颅内压增高症状。

2. 该患儿术前主要病情观察的要点是什么？

患儿在入院前已出现了视力下降及颅内压增高表现，所以在入院后，责任护士应立即评估患儿的视力障碍程度，严密观察患儿的意识状态、瞳孔及生命体征的变化，及时反馈给主管医生，给予相应的处理。床旁要备好抢救设备。患儿应专人陪伴，卧床休息，防止坠床、跌倒等意外的发生。

3. 视路胶质瘤术后有哪些并发症？应给予哪些相应处理？

（1）脑水肿、颅内压升高：麻醉苏醒后严密观察患儿神志、瞳孔与血压的变化，警惕术后颅内压增高、脑水肿、继发性颅内出血等并发症的发生。观察是否有以收缩压升高为主的高血压，并详细记录，有异常情况及时报告医生给予相应处理。要注意的是位于视神经的肿瘤会造成双侧瞳孔不等大，需和颅内高压引起的瞳孔变化加以区分。

（2）尿崩症：由于术中对下丘脑的牵拉、损伤，干扰下丘脑前区视上核、室旁核功能，术后患儿会出现尿崩症。责任护士要重点观察患儿是否有多尿、烦躁表现；观察皮肤弹性，是否出现脱水表现。注意的是要去除甘露醇等脱水药的因素。遵医嘱严格记录 24 小时出入量及每小时尿量。当尿量增加时，应遵医嘱口服醋酸去氨加压素片抗利尿，观察用药后尿量变化并复查血生化电解质情况。

（3）水和电解质紊乱：由于肿瘤切除时易使下丘脑损伤，导致抗利尿激素分泌异常所致水电解质紊乱，常见高钠血症和低钠血症。术后严格记录 24 小时出入量及每小时尿量、意识变化、有无抽搐发作。每天常规早晚两次查血生化，及时发现电解质变化。高钠血症时，应限制钠的摄入并多饮白开水，或遵医嘱给予

5% 葡萄糖静脉补液。口服及静脉补液速度不宜过快，否则细胞外液渗透压突然下降，会使水分进入细胞内而加重脑水肿。低钠血症时，静脉和口服补钠相结合。可进食含钠食物或口服补液盐；静脉缓慢输注含钠液体，速度不宜过快，注意观察穿刺部位周围的皮肤情况。先按需要量的半量补充，补充后 1 小时复查血生化，根据结果进一步调整。

（4）体温过高：因肿瘤切除时易使下丘脑功能受损，可影响体温调节中枢，出现中枢性高热。还要特别注意及时进行血常规与脑脊液检查，与中枢系统感染引起的发热加以鉴别。术后每小时监测体温，根据患儿体温情况给予相应处理。发热时给予温水擦浴、冰袋物理降温。体温持续升高至 38.5℃ 以上，可遵医嘱给予药物降温处理。同时，患儿发热期间加强基础护理，及时更换潮湿的被服与衣裤，保持干燥与舒适。

（5）症状性癫痫：术中脑组织受到牵拉、脑水肿、脑出血及电解质变化等均可诱发癫痫。患儿癫痫发作时应将患儿头偏向一侧，去除口鼻腔分泌物，避免误吸，保持呼吸道通畅，给予持续吸氧。遵医嘱给予地西泮静脉推注或苯巴比妥钠肌内注射。预防癫痫发作可给予咪达唑仑持续静脉泵维持镇静，给药期间注意观察镇静效果，及时反馈给医生适当调整泵维速度。口服抗癫痫药物期间，按时、准确服药。

4. 脑室外引流管的护理要点有哪些？

脑室引流瓶应悬挂于床头，引流管最高点高于侧脑室平面 10~15cm（平卧：外眦与外耳道连线中点的水平面；侧卧：正中矢状面）。观察记录引流液的颜色、性质及量。引流管不可受压、扭曲、打折，保持引流管通畅。适当限制患儿头部活动范围，翻身及治疗活动时保护好引流管，避免牵拉，以免脱出。搬运患儿时应将引流管夹闭，以免管内引流液反流。保持伤口敷料干洁，有渗出时及时通知医生查找原因并更换敷料。

5. 术后应如何有效地做到预防压力性损伤？

因患儿术后卧床时间较长并伴有意识障碍，不能自主翻身，应做到每 2 小时翻身 1 次，观察肩胛部、骶尾部、足跟皮肤情况并给予泡沫敷料保护。因患儿术后头面部水肿，且留置脑室引流管限制了头部活动，易造成枕后皮肤压力性损伤，可给予水凝胶垫放置于患儿枕后，并局部涂液体敷料进行保护。做好交接班及皮肤清洁工作。拔除引流管后可抬高床头 15°～30°，减轻头枕部压力。

┌ 专科知识 ┐

患儿的手术方式为何采取肿瘤大部分切除术，而不是全切术？

因肿瘤的生长部位累及下丘脑，故不宜追求肿瘤全切而损伤视交叉及下丘脑垂体柄。手术大部分切除术目的为打通脑脊液循环通路，解决颅内压增高问题。结合术后放射治疗，通常半年肿瘤缩小，1～2 年肿瘤可基本消失。

┌ 评价 ┐

视路胶质瘤是低度恶性胶质瘤，临床过程及表现多样化。患儿住院期间护士应做好安全管理及病情观察工作。术前应做好患儿及家长的心理护理，使治疗与护理过程得到最大限度的配合。下丘脑的损伤及内分泌功能紊乱是患儿生存质量低下的直接原因。持续尿崩与血钠异常可诱发癫痫并造成严重的脑水肿而危及生命。因此护理人员要密切观察患儿神志、瞳孔、血压及尿量的变化，及时发现各类术后并发症的相关症状，及时通知医生进行处置并准确详细记录，为医生提供临床依据。

案例六　脑性瘫痪

病例介绍

一般资料：患儿，男，9岁3个月，学龄期。

主诉：发现运动发育落后8年余。

现病史：患儿于1岁左右发现走路困难，行康复治疗，改善步态效果有限。于7岁时行下肢矫形手术，步态得以进一步改善。现患儿仍剪刀步态，四肢肌张力升高，下肢为著。自发病以来，患儿精神状态良好，体力情况良好、食欲食量良好，睡眠情况良好，大小便正常。

入院查体：T 36.5℃，P 96次/min，R 24次/min，BP 88/53mmHg，体重21.6kg。神志清，计算力、理解力正常。脊柱外形正常，活动自如。右膝部外侧、双侧小腿下部足后跟部皮肤可见陈旧性手术瘢痕。四肢肌力5级，四肢肌张力升高，下肢为著，改良Ashworth量表：下肢3级，上肢1+级。行走时剪刀步态，蹲起时足后跟不能着地。双侧跟膝腱反射亢进，双侧踝阵挛阳性。

实验室及其他检查：

颅脑及腰椎MRI平扫：双侧脑室周缘脑白质变性，腰椎未见明显异常。

诊疗经过：入院后经评估认为患儿诊断明确，积极完善术前检查，无手术禁忌证。患儿于入院第2天行电生理监测下选择性脊神经后根切断椎板复位术。术后患儿各项生命体征平稳，遵医嘱给予氧气吸入、心电监测、抗感染、止血、雾化、消肿、抑酸、补液及对症治疗。术后第1天，患儿生命体征平稳，四肢肌力5级，双下肢肌张力较术前明显减低，双侧膝腱反射、双侧跟腱反射亢进较术前缓解。尿管间断夹闭中。术后第3天患儿尿管拔除后可自行排尿。术后第5天患儿恢复良好，饮食、大小便正常，四肢肌力 5 级，双下肢肌张力较术前明显减低，双侧膝腱反射、双侧跟腱反射亢进较术前缓解。伤口愈合良好，给予患儿办理出院。

问题

1. 脑性瘫痪患儿有何表现？

①运动发育落后，精细运动及大运动均落后于同龄儿；②肌张力增高或低下，也可表现为变异性肌张力不全；③可出现多种肢体异常姿势；④多种原始反射消失或延迟，如拥抱反射、颈强直反射、握持反射。该患儿行走困难，剪刀步态，四肢肌张力增高。

2. 入院后的主要处置是什么？

①密切观察患儿生命体征、意识、瞳孔，对光反射情况，如有异常及时通知医生。②积极完善术前检查、备血、备皮等术前准备工作。手术前 1 天手术区备皮，术日查皮。③患儿步态不稳，应保证患儿安全，应加强看护防止跌倒坠床。④指导家长学会轴线翻身、腰背肌训练、俯卧位，为手术做准备。⑤心理护理：注意观察患儿及家长的心理状态。尤其是伴有智力低下的患儿，在做护理、治疗时应耐心细致。向家长及患儿解释手术的必要性、手术方式、注意事项。

3. 该患儿术后主要护理有哪些？

①严密监测术后生命体征，观察患儿神志、瞳孔、对光反射。保持呼吸道通畅，及时清理呼吸道分泌物。②体位：术后应保持脊柱水平位置过床，去枕平卧位头偏向一侧 6 小时，6 小时后协助患儿给予轴线翻身，遵医嘱给予俯卧位。此患儿为男孩，在俯卧位时注意避免尿道口压迫、水肿等情况发生。术后严格卧床 3 周。③留置尿管期间，应每天给予尿道口清洁护理两次。给

予间断夹闭，锻炼膀胱的舒缩功能，防止拔除尿管后排尿困难。④观察伤口敷料情况，警惕脑脊液漏的发生。⑤饮食护理：术后6小时内禁食禁饮，患儿清醒后可从流质饮食开始逐步过渡到普通饮食。⑥疼痛评估：评估患儿术后疼痛情况，注意头痛的部位、性质，结合生命体征等综合判断。疼痛剧烈者可遵医嘱给予镇痛药物治疗。⑦康复护理：术后3周戴上腰围并逐渐坐立，刚坐起时可给予半卧位，抬高床头30°，之后可以逐渐抬高床头。

4. 此类患儿常见并发症有哪些？该如何护理？

①脑脊液漏：观察伤口敷料，若早期敷料渗出液较多，颜色为淡红色或无色透明，甚至切口部位有无色透明的液体流出时，要警惕发生脑脊液漏。应采取头低足高位，同时取俯卧位，防止或减轻脑脊液继续渗出，避免低颅压性头痛。脑脊液漏愈合前，禁止坐起或下床活动。②感染：保持切口敷料清洁干燥，敷料污染后，及时更换，严格无菌操作。③尿失禁、尿潴留：观察患儿排尿时间，观察有无尿失禁、尿潴留，部分患儿会出现一过性尿潴留、尿失禁，持续时间一般在1个月以内，可采用针灸、理疗进行治疗。④感觉障碍：少数患儿可出现暂时的足底麻木，可采用针灸、理疗进行治疗。⑤脊椎滑脱：观察患儿有无腰骶部疼痛或出现下肢的放射性疼痛，可行X线片确诊是否为术后脊柱不稳定。症状轻者需严格卧床，症状重者需做手术固定。

5. 患儿出院时应特别告知家长什么？

①患儿术后需俯卧位卧床至少3周，3周后戴上腰围并逐渐坐立。出院时患儿仍应保持俯卧位姿势，避免坐起。同时告知家长按医生要求复诊，指导家长配合医生继续坚持系统康复治疗。②如患儿出现尿失禁、尿潴留、感觉障碍者，术后做好针灸、理疗等康复措施。

专科知识

脑性瘫痪分类

①痉挛型：最常见，表现为上肢肘、腕关节屈曲、拇指内收、手紧握成拳状。下肢内收交叉呈剪刀腿和尖足。②手足徐动型：难以用意志控制的不自主运动。③肌张力低下型：肌张力低下，四肢呈瘫软状，自主运动少。常为脑性瘫痪的暂时阶段，大多数会转为痉挛型或手足徐动型。④强直型：全身肌张力显著增高、僵硬。⑤共济失调型：步态不稳，摇晃，走路时两足间距加宽，四肢运动不协调。⑥震颤型：多为静止性震颤。⑦混合型：以上某几种同时存在。

脑性瘫痪的手术治疗

选择性脊神经后根切断术（SPR）：通过对脊神经后根的高选择性部分切断，从而实现既解除肢体的高肌张力、痉挛和病理反射，又保留肢体感觉的一种手术方式。是目前治疗痉挛型瘫痪特别是脑性痉挛性瘫痪有效方法之一，选择性脊神经后根切断术结合康复治疗已成为国际上治疗痉挛性脑性瘫痪的首选方案。

评价

对于脑性瘫痪患儿应保证患儿住院期间的安全，同时注意观察患儿及家长的心理状态。患儿步态不稳，护理人员应保证患儿安全，防止不良事件发生。本例患儿为男性，术后遵医嘱给予俯卧位抬高床尾时应注意保护生殖器。患儿术后留置尿管，注意观察患儿拔除尿管后自主排尿情况，是否有尿潴留、尿失禁等情况。患儿术后需俯卧位卧床至少3周，3周后戴上腰围并逐渐坐立。脑性瘫痪患儿术后延续性康复护理为治疗的重要组成部分。出院时告知患儿及家长术后康复有关事宜，按医生要求复诊，同时指导家长配合医生继续坚持康复治疗。

案例七 癫痫

病例介绍

一般资料：患儿，男，10岁，学龄期。

主诉：间断无热抽搐2年余，抗癫痫药物治疗效果欠佳。

现病史：入院前2年余，患儿无明显诱因抽搐，表现为呼之不应，意识丧失，双眼向左凝视，肢体向左偏斜，不伴面色青紫、大小便失禁，持续约1分钟可自行缓解，1~2次/d，多发作于清醒时，缓解后患儿精神反应可。近期抽搐发作表现及频率大致同前。患儿曾于1个月前行癫痫评估，评估顺利。自发病以来，患儿精神状态良好，体力情况一般，食欲食量一般，睡眠情况良好，大小便正常，体重无明显变化，智力运动发育无明显倒退。

入院查体：T 36.8℃，P 96次/min，R 20次/min，BP 110/68mmHg，神志清。

实验室及其他检查：

2年前患儿2小时视频脑电图示：临床未见发作，右侧额极、额、颞及左侧顶、枕、颞区较多量棘波、多棘波、棘慢波发放，睡眠期较明显。

1年前患儿2小时视频脑电图示：未见临床发作，异常儿童脑电图，全导棘波、慢棘波、多棘波爆发。

2个月前患儿头部PET-CT示：左侧顶叶EDG摄取减低区，考虑癫痫发作间歇期脑代谢改变。头MRD癫痫序列增强示：右枕叶体积略小，枕颞外侧回、右侧扣带回峡部局部稍宽大，皮质稍厚，皮髓质界限稍模糊；右侧海马体欠饱满，右侧颞角、脉络膜裂较对侧略增宽；视频脑电图示：异常脑电图，间歇期慢波，弥漫性，左侧稍著，癫痫样放电。

诊疗经过：患儿难治性癫痫诊断明确，符合迷走神经刺激器

（VNS）植入术手术指征。于入院第 3 天全麻下行迷走神经刺激器植入术，术中顺利暴露迷走神经并植入刺激器，成功连接刺激器电池并术中开机显示刺激器运行正常，术后患儿各项生命体征平稳。术后第 3 天给予患儿办理出院。

问题

1. 如何发现儿童患了癫痫？

癫痫有五种常见的临床表现。①强直 - 阵挛发作：最常见，表现为意识障碍和全身抽搐；②失神发作：发作时突然停止正在进行的活动，两眼凝视，持续数秒钟恢复，发作后可持续原来的活动，对发作不能回忆；③肌阵挛发作：表现为全身或局部肌肉突然短暂收缩，如突然点头、身体前倾等，严重者可致跌倒；④失张力发作：发作时肌肉张力突然短暂性丧失引起姿势改变，同时伴有意识障碍，表现为头下垂，双肩下垂、屈髋屈膝或跌倒；⑤强直性发作：表现为持续而强烈的肌肉收缩，使身体固定于某种特殊体位，如头眼偏斜、双臂外旋、呼吸暂停、角弓反张等。

2. 该患儿如何确诊？

该患儿发作时表现为抽搐，意识丧失，呼之不应，双眼向左凝视，肢体向左偏斜，不伴面色青紫、大小便失禁，持续约 1 分钟可自行缓解，一天发作 1 ~ 2 次，多发作于清醒时，缓解后患儿精神反应正常。结合患儿脑电图确定癫痫诊断。患儿确诊后癫痫药物治疗 2 年余，治疗效果不佳。确诊为药物难治性癫痫，拟行外科手术治疗缓解癫痫症状。

3. 患儿入院后若癫痫发作应如何处理？

癫痫患儿入院后，护士要向家长了解患儿平日癫痫发作次数、持续时间、具体表现、发作前诱因及征兆等。病室备好急救药品，以确保患儿癫痫发作时安全。当患儿有先兆表现时，立即通知医生，同时调整至平卧位，及时清理呼吸道分泌物保持呼吸通畅。避免暴力按压导致骨折及损伤。及时遵医嘱给予抗癫痫药物，终止癫痫发作，防止癫痫持续状态发生。医护人员需陪伴至患儿癫痫发作完全控制后才可离开。发作后对患儿的生命体征、意识、瞳孔变化、发作类型、持续时间及处理措施做好客观、详细的记录。做好心理护理，观察患儿的精神状态及情绪变化，满足患儿及家长的合理要求。

4. 该患儿 VNS 术后应如何针对性宣教与护理？

由于迷走神经为混合神经，同时还支配着部分咽部感觉功能及肌肉运动功能，当迷走神经受损时，部分患儿在手术后可能出现声音嘶哑、吞咽不适等并发症。在术前要提前做好沟通和心理准备，同时告知家长大多数患儿症状可在短时间内自行缓解无须治疗。患儿术后回室后准确记录患儿的生命体征变化，并注意观察患儿的神志、瞳孔及意识状态。观察有无烦躁、哭闹、神志改变、恶心、呕吐等颅内高压表现，有无失语、偏瘫。观察患儿左侧颈胸部伤口敷料情况，有无渗血及渗液。患儿出现癫痫发作时做好急救护理，保护患儿，避免受伤。急救后记录抽搐发作的时间、次数。VNS 手术患儿术后需要多次复诊，调整刺激装置参数，根据患儿在不同刺激模式下的发作次数进行参数微调，或者进行药物种类及剂量的调整。VNS 手术后 2 周才能开机，短时间内 VNS 植入对癫痫发作无刺激效应，因此术后抗癫痫药物需要维持术前所用药物种类和剂量，不可随意更改或减停药物。开机后药物的调整需要由医生细致的病情评估来确定。

5. 患儿出院时的宣教重点应有哪些？

指导家长术后遵医嘱继续按时给予患儿服用抗癫痫药物，不得擅自停药、减药。外出时随身携带足量抗癫痫药物。按医生要求复诊，及时调整抗癫痫药物的药量。长期服用抗癫痫药物，应定期复查血药浓度、化验血常规、肝功能及肾功能。避免去人群密集处，防止交叉感染。合理安排作息时间，保证充足的休息，保持情绪的稳定。患儿发作时避免强力按压躯干和四肢，保证患儿安全。保持伤口敷料清洁干燥，观察颈胸部伤口敷料有无渗血渗液，按时门诊换药。

┌ 专科知识 ┐
癫痫的外科手术治疗方案选择

药物难治性癫痫可以选择外科手术治疗。癫痫手术方式的选择取决于致痫灶的位置、范围及病变是否涉及功能区情况等。对于致痫灶明确的患儿可以选择癫痫致痫灶切除术，但此类手术创伤大且并发症较多。致痫灶不明确或位于重要功能区者，常需要立体定向颅内电极植入术后行数字视频脑电图监测，进一步明确致痫灶位置以及功能区的范围后行致痫灶切除术。大脑半球性病变患儿可以采用大脑半球离断术，保留大脑实体，离断大脑中的投射纤维，脑部的异常放电信号就无法继续传输，此手术损伤小，效果好。不具备手术指征的难治性癫痫患儿还可以选择迷走神经刺激器植入术，创伤小、安全、副作用小、能够有效减少癫痫发作频率，甚至完全控制癫痫发作。

┌ 评价 ┐

对于癫痫患儿，治疗期间要保证患儿安全。癫痫患儿发作时有两个护理关键点：保持呼吸道通畅、保证患儿的安全。注意不要强力按压患儿肢体，避免发生骨折、扭伤等不必要的伤害。同时要关注患儿及家长的心理状态，注意合理安排作息时间，保证充足的休息，保持情绪的稳定。VNS手术后2周才能开机，而且术后需要经过多次复诊调整刺激装置参数。指导癫痫患儿遵医嘱按时服用抗癫痫药物，服药要有规律，按时按量服药，不可随意增减。

案例八　颅脑损伤

病例介绍

一般资料：患儿，女，7岁4个月，学龄期。

主诉：头部外伤1天。

现病史：患儿于1天前乘坐电动车时撞伤头部，无意识障碍、嗜睡、抽搐等不适。今天晨起患儿无明显诱因出现呕吐，为喷射性，不伴发热。家长为进一步治疗来医院就诊，行头颅CT检查示硬膜外出血。

入院查体：T 36.8℃，P 118次/min，R 21次/min，BP 106/63mmHg。患儿精神差、意识模糊，双侧瞳孔等大等圆，直径3mm，对光反射迟钝。颈软，四肢肌力、肌张力大致正常，双侧膝腱反射、跟腱反射正常引出，病理征未引出。患儿入院时格拉斯哥评分为13分。

实验室及其他检查：

血常规分类：白细胞 8.43×10^9/L，红细胞 4.64×10^{12}/L，血小板 331×10^9/L。

头颅CT平扫＋重建：右侧颞顶骨交界水平透亮线，局部颅板下硬膜外出血，中线结构略显左偏。余脑实质内未见明显异常密度灶，各脑池、蛛网膜下腔不宽，脑室系统未见异常，基底核及小脑未见异常。

诊疗经过：根据患儿明确外伤史及头颅CT结果，综合考虑患儿"闭合性颅脑损伤、硬膜外血肿、颅骨骨折"诊断明确。入院后患儿精神反应差，出现肢体抽搐，迅速给予20%甘露醇降颅内压及咪达唑仑镇静药物控制癫痫发作，并迅速完善各项术前检查，急诊于全麻下行硬膜外血肿清除术，手术过程顺利。术后给予心电监测、吸氧、止血、抗感染等对症治疗。术后第1天T 37.2~38℃，P 90~116次/min，R 21~26次/min，BP（91~96）/（60~64）mmHg，精神反应好，双瞳孔等大等圆，对光反射正常引出。术后第7天患儿一般情况可，生命体征平稳，伤口愈合良好，复查头颅CT符合术后表现，遵医嘱出院。

┌ 问题 ┐

1. 硬膜外血肿的病因是什么？

硬膜外血肿是由外伤导致的常见颅脑损伤疾病，出血积聚在颅骨内板和硬脑膜之间。由于外力作用，外伤的冲击力造成颅骨剧烈变形，使板障内静脉、脑膜动静脉分支或静脉窦发生剥离或撕裂，产生硬膜外出血，当血肿达到一定体积可出现颅内压升高的症状。

2. 硬膜外血肿临床表现有哪些？

①意识障碍：年长儿伤后可出现典型的"昏迷-清醒-昏迷"病情发展过程。婴幼儿原发性意识障碍常不典型，多表现为伤后哭闹、烦躁不安，随后逐渐出现意识障碍。②颅内压增高：可出现头痛、呕吐、前囟张力增高、血压升高、脉搏缓慢、呼吸节律紊乱等表现。当出现脑疝时，瞳孔散大，对光反射消失。值得注意的是婴幼儿因颅内代偿能力较强，颅内压增高表现常出现较晚，而且血压、心率变化不明显，容易掩盖脑疝的早期征象。③癫痫：外伤后易出现癫痫发作，可由一侧的肢体的抽搐开始，逐渐发展为癫痫大发作。④局部障碍：血肿位于运动区可致对侧视锥细胞束征阳性，出现对侧肢体无力或偏瘫。

3. 患儿入院后护士应如何进行抢救配合?

①立即为患儿安排适宜床单位,铺好备用床,配齐抢救物品,为患儿测体重后,护送患儿至床前,妥善安置,及时通知医生接诊。②立即给予患儿吸氧、心电监测,观察患儿生命体征、神志、瞳孔的变化。保持呼吸道通畅,及时清除呼吸道内分泌物,遵医嘱配合医生进行抢救。为患儿建立两条静脉通道,尽量选择上肢静脉,以保证抢救药物的输注。同时完成相关实验室化验抽血及辅助检查。③做好术前准备,完成备皮及皮肤清洁。操作时应注意观察患儿面色、神志,监测生命体征变化,各项操作均应在最短时间内完成,患儿如有异常变化需马上停止,立即给予抢救。

4. 患儿的术前病情观察要点及护理措施有哪些?

①病情的观察:注意有无颅内压增高的表现,是否有头痛、频繁呕吐、烦躁不安。监测生命体征、神志,瞳孔及尿量变化,注意有无休克、脑疝先兆表现。如有异常及时通知医生。遵医嘱给予 20% 甘露醇降颅内压。慎用镇痛、降压、止吐药以免掩盖病情。②体位护理:可给予头部抬高 15°~30°,身体自然倾斜,避免颈部扭曲,以利于颈静脉回流,减轻脑水肿,降低颅内压。③气道管理:保持呼吸道通畅,及时清除呼吸道内分泌物;持续低流量吸氧;监测血氧饱和度。必要时做好气管插管或气管切开的准备。④当发生肢体抽搐时,遵医嘱给予镇静药物并注意观察用药后效果,防止癫痫发作加速脑损伤。抽搐时应准确地观察肢体抽搐的表现,做好记录,同时注意做好防护,防止意外损伤。

5. 术后的护理措施有哪些?

(1)常规护理:①麻醉清醒前按全麻术后护理;麻醉苏醒后

严密观察患儿神志、瞳孔与生命体征的变化，并详细记录，有异常情况及时报告医生给予相应处理。②保持呼吸道通畅，可给予雾化吸入并及时清理呼吸道分泌物，预防肺部感染。③留置尿管期间应每天2次会阴护理，并妥善固定管路；定时夹闭尿管训练膀胱功能。④做好日常基础护理，并观察肢体活动情况。

（2）专科护理：①体位护理，术后1～2天可给予抬高床头15°～30°，利于静脉回流，减轻脑水肿，改善脑部代谢。之后可根据患儿恢复情况，逐渐协助坐起，鼓励自主活动。②警惕颅内出血，警惕术后因颅内压增高、脑水肿等并发症导致继发性颅内出血。观察瞳孔、意识的变化及是否有以收缩压升高为主的高血压，如有异常及时通知医生。③预防颅内感染，观察伤口有无红、肿、热、痛情况，如有渗出及时通知医生换药；注意监测体温变化，如有持续高热应进行血常规与脑脊液检查，遵医嘱给予抗生素治疗。④预防压力性损伤，每2小时翻身一次，并使用泡沫敷料保护身体骨隆突处，给予凝胶垫保护头枕部皮肤。

┌ 专科知识 ┐

颅脑损伤后如何对患儿病情作出评估？

接诊后护士应根据患儿病史是否有病情逐渐加重，是否出现精神反应症状、呕吐等颅内压增高表现作出评估。颅脑损伤严重程度的依据：格拉斯哥评分（GCS）是对颅脑损伤伤情分类法。将患儿运动、言语、睁眼反应评分三类得分相加，即得到GCS评分。总分范围3～15分，最高15分，最低3分。按得分多少，评定其意识障碍程度。13～14分为轻度障碍，9～12分为中度障碍，3～8分为重度障碍（多呈昏迷状态），对于5岁以下脑损伤患儿还要加上生命体征的观察，进行综合分析。

格拉斯哥评分表

项目	临床表现	评分
睁眼反应	自动睁眼	4分
	呼唤睁眼	3分
	疼痛刺激睁眼	2分
	无睁眼	1分
语言反应	微笑,声音定位,注视物体,互动	5分
	哭闹,但可以安慰,不正确的互动	4分
	对安慰异常反应	3分
	无法安慰	2分
	无语言反应	1分
运动反应	可按指令吩咐动作	6分
	对疼痛刺激定位反应	5分
	对疼痛刺激肢体屈曲反应	4分
	对疼痛刺激肢体异常屈曲(去皮层状态)	3分
	对疼痛刺激肢体异常伸展(去脑状态)	2分
	对疼痛刺激无反应	1分
总分		

评价

硬膜外血肿是常见的继发性颅脑损伤，伤后应及时清除血肿，解除血肿压迫。应避免患儿颅内压增高导致脑疝，继而危及生命。患儿在入院后，责任护士及时评估病情并协助医生积极抢救。我们在护理颅脑损伤的患儿时应注意密切观察患儿意识、瞳孔及生命体征变化，一旦出现颅内压增高表现，应立即配合医生进行抢救及手术准备挽救患儿生命。手术后给予各项专科护理，落实基础护理，预防并发症。同时严格管道护理，预防感染。还应特别注意的是因担心患儿的预后及康复家长心理负担较重，应给予患儿及家长心理安抚配合治疗，减少焦虑情绪。

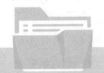

第六章

胸外科疾病案例

案例一　漏斗胸

病例介绍

一般资料：患儿，男，15岁，青春期。

主诉：自幼胸壁凹陷，发现胸前区不适1个月。

现病史：患儿自幼存在胸壁凹陷，未予重视。1个月前出现心脏不适，到当地医院就诊，就诊期间诊断"漏斗胸"，家长为行进一步治疗来医院就诊，门诊以"漏斗胸"收入院。患儿生后至今饮食睡眠可，大小便正常。剧烈活动后胸闷、呼吸困难症状不明显。

入院查体：T 36.2℃，P 82次/min，R 18次/min，BP 126/82mmHg。患儿两侧胸廓不对称，胸壁以胸骨中下段为中心向内凹陷。范围约13cm×13cm×2cm，两侧肋缘外翻，双侧呼吸运动度基本一致，双肺叩诊清音，听诊双肺呼吸音粗，未闻及明显干、湿啰音。双侧胸壁无挤压痛，未及胸膜摩擦感。

实验室及其他检查：全脊柱正侧位CR：脊柱略侧弯。胸廓CT平扫＋重建：双肺支气管血管束多，肺透光度均匀，左肺下叶可见索条影，胸骨向后凹陷，胸骨末端与脊柱前缘最近距离为4.5cm，心影受压左偏，与此同层面胸廓左右径24.5cm。漏斗胸。

诊疗经过：入院后完善术前检查及术前准备，于入院第2天全麻下行胸腔镜漏斗胸NUSS术，术后携带止痛泵后安返病室。术后6小时患儿病情平稳给予进食，予氨溴索雾化液雾化吸入b.i.d.。术后第3天患儿主诉呼吸困难、伤口疼痛剧烈，给予患儿疼痛评估为：6分，告知医生，给予患儿布洛芬注射液q.8h.，静脉滴注止痛。指导患儿进行体位训练。术后第3天复查胸部X线，未见异常，无明显不适，遵医嘱出院。

┌ 问题 ┐

1. 漏斗胸的手术适应证有哪些?

一般对符合以下 2 条或以上标准的患儿考虑行矫正手术:

(1) PSI > 3.25 (由 CT 扫描测量): PSI 又称 Haller 指数,通过胸廓横径与胸骨凹陷最深点到脊柱距离之比,从而反映胸壁畸形的严重程度。胸部 PSI 正常值为 ≤ 2.5。根据临床标准 (即不考虑 CT 结果) 转诊行手术者的 PSI 都 > 3.25,而未转诊行手术者的 PSI < 3.25。

(2) 心脏受压、移位、二尖瓣脱垂、杂音或传导异常。

(3) 肺功能测定显示限制性呼吸系统疾病。

(4) 既往漏斗胸手术失败。

该名患儿 PSI 为 5.4,心脏受压左偏,符合手术指征。

2. 漏斗胸 NUSS 术后并发症有哪些,如何观察及护理?

漏斗胸 NUSS 术后常见的并发症有:气胸、胸腔积液、钢板移位。

(1) 气胸:NUSS 术后早期可能出现气胸,术后密切监测心率、血压、血氧饱和度、呼吸频率和节律等变化,定时听诊双肺呼吸音是否对称、清晰,有无呼吸困难的症状。定期复查胸部 X 线片,了解胸腔内情况。如有气胸的发生,根据积气量多少,配合进行抽气和胸腔闭式引流。

(2) 胸腔积液:一般是肋间、胸骨后或粘连带渗出造成,或因支架板受压过大而撕开肋间造成,积液为渗出性,表现为进行性呼吸困难。及时复查胸部 X 线片,了解胸腔内情况。如发生胸腔积液,对于有症状的患儿必要时采用胸膜腔穿刺术和抗炎药物 (非甾体抗炎药) 或糖皮质激素治疗的效果良好。

（3）钢板移位：在一些情况下，钢板出现侧向移位，临床上，注意做好患儿体位护理及宣教。避免因不正确的体位及剧烈对抗性运动造成钢板移位。

3. 对于此类患儿术后如何进行疼痛管理？

NUSS 手术后，因置入钢板强迫胸骨回到正常方向的作用会对肋软骨施加张力，同时对肋骨和胸骨施加压力而引起患儿疼痛，这种疼痛通常在一个月左右逐渐缓解。术后疼痛，会影响患儿的呼吸运动，而造成术后呼吸困难，影响患儿术后康复。因此做好疼痛管理至关重要。首先当患儿出现疼痛时，护士根据患儿的年龄，选择正确的评估工具，对其进行正确的评估。评估疼痛的主要感觉特征，包括疼痛位置，强度，持续时间，性质，以及加重和缓解成分。认知的程度，行为和情绪因素等。之后根据患儿疼痛评估的结果，给予相应的止痛治疗。疼痛评估 ≥ 3 分给予药物镇痛，疼痛评估 < 3 分给予替代疗法，止痛泵有效时间24 ~ 48 小时，止痛泵镇痛效果不佳时，可使用非甾体抗炎药，剂量可每 6 ~ 8 小时重复一次，每天最多 4 次。该名患儿术后第 3 天，疼痛评分为 6 分，遵医嘱给予布洛芬注射液静脉滴注止痛，q.8h. 患儿疼痛缓解，能够配合进行体位训练。

4. 漏斗胸 NUSS 术后如何进行体位护理？

术后 6 小时内给予患儿平卧，6 小时后即可坐起，12 小时后可站立，术后第 1 天：可床边活动，术后第 2 天：靠墙站立，纠正姿势。卧位时要保持去枕或低枕（3 ~ 4cm）平卧位，禁止侧卧及左右翻身。坐位时保持腰背部挺直。立位时要保持挺胸抬头，双肩平并外展，直腰的体态，不要含胸、驼背、斜肩。鼓励患儿早期下床活动。因患儿术后无法自主更换体位，护士在帮助患儿变换体位过程中，嘱患儿放松身体，不可牵拉患儿上肢，双手扶住患儿的双肩和背部，动作轻、快。避免因动作过重、过慢导致患儿疼痛加剧，而产生恐惧心理，不愿变换体位，甚至拒绝下床活动。该名患儿术前检查发现脊柱略侧弯，因此要做好体位护理，避免因术后体位不正造成脊柱侧弯加重。

┌ 专科知识 ┐
漏斗胸非手术治疗方法

（1）胸骨负压吸引：使用吸盘向外吸引胸骨可减少胸骨凹陷，每月约减少 1cm。用法为每天使用吸引装置 ≥ 1 小时，持续 12～15 个月。年龄较小、畸形不太严重或胸壁可塑性更好的患儿更适用此种方法。这种装置也用于辅助传统矫正手术。

（2）胸骨磁铁：磁铁吸附渐进矫形手术（3MP）将一块磁铁附着于胸骨，另一块磁铁在外部胸骨支具上，通过两者之间的磁性吸引作用对胸骨进行牵拉，从而抬起胸骨。

┌ 评价 ┐

该患儿 15 岁，正处于青春期，性格较叛逆。护士术前与患儿做好沟通，消除患儿紧张的情绪，得到患儿的信任与配合。术后及时做好疼痛管理，减轻因手术带来的疼痛，使患儿能够配合护士早期下床活动，做好体位训练，减少术后并发症的发生，患儿术后恢复良好。

■ 案例二　膈疝

┌ 病例介绍 ┐

一般资料：患儿，男，4 个月，婴儿期。

主诉：间断呕吐 8 天，加重 2 天。

现病史：患儿 8 天前无明显诱因出现呕吐，呕吐物为胃内容物，就诊于当地医院，给予对症治疗后患儿状况好转，仍有呕吐症状，卧位明显，立位好转，家长辗转不同医院，未明确诊断，2 天前患儿症状较前加重，为求进一步治疗，于医院急诊就诊，行超声示：左侧膈疝继发胃扭转（疝入胃壁肿胀）。现患儿一般情况弱，为求进一步治疗，收入院。

入院查体：T 36.5℃，P 132 次 /min，R 23 次 /min，体重 6.5kg。精神反应弱，听诊左侧呼吸音减轻，患儿未见明显呼吸困难、发绀。

实验室及其他检查：

上腹部肝胆胰脾 CT 平扫：左侧膈肌不规则，中后部不连续，局部缺损，左膈面低，胰腺体尾部部分疝入膈上，密度均匀，部分肠管位置上移疝入膈上，贲门位于膈下，腹水。

腹部 B 超：左侧膈肌异常，部分胃及十二指肠、部分胰腺组织及结肠疝入膈上，可探及旋转感。左肾及脾脏尚位于膈下，但探查时位置异常，左肾位于脾脏上缘。疝入胃壁肿胀。贲门位于膈下。腹水 1.0cm。

实验室检查：白细胞 $16.26 × 10^9/L$；血红蛋白 100g/L；总蛋白 57.6g/L；球蛋白 16.9g/L；前白蛋白 116mg/L。

诊疗经过：入院立即给予吸氧，心电监测，严密观察生命体征。给予放置胃管，胃肠减压，呕吐窒息风险评分为 11 分，胃液呈咖啡色。给予抗生素、奥美拉唑对症治疗，静脉补液，严格记录出入量。保持半卧位或立位，减少患儿哭闹。于入院当天晚，急诊全麻下行胸腔镜膈肌修补术。术后回室，给予心电监测及氧气吸入。雾化、静脉滴注氨溴索注射液，按需吸痰，保持呼吸道通畅。留置胃管，保持胃肠减压通畅，术后当天胃液呈咖啡色，给予奥美拉唑静脉滴注，对症治疗。经营养科会诊，给予患儿静脉营养治疗。术后第 3 天，患儿胃液呈白色，给予拔除胃管。给予患儿少量多次配方奶。密切关注体重变化，至患儿出院，体重未下降。保持胸腔闭式引流通畅，严密观察引流液颜色、性质及量。于术后第 3 天，复查胸部 X 线片，未见明显积气积液，给予拔除胸腔闭式引流管。患儿术后第 5 天复查胸部 X 线片，未见明显异常，遵医嘱出院。

┌ 问题 ┐

1. 该患儿急诊入院，术前病情观察重点是什么？主要护理处置有哪些？

该患儿 CT 及 B 超结果显示患儿部分胃及十二指肠、部分胰腺组织及结肠疝入膈上，可探及旋转感，且疝入胃壁肿胀。提示有嵌顿的危险。而一旦出现嵌顿，将危及患儿生命。因此，患儿入院后，护士要严密观察其生命体征，有无发热、脉搏快、血压下降等循环衰竭的情况。同时还要观察患儿呼吸情况，有无呼吸困难、发绀且进行性加重。

及时给予患儿吸氧及心电监测，遵医嘱静脉补液，并严格监测出入量。放置胃管，进行胃肠减压，以减轻疝入部分消化器官对胸腔脏器的压迫，缓解呼吸困难。观察胃液的颜色及性质，该患儿胃液呈咖啡色，遵医嘱给予奥美拉唑静脉滴注保护胃黏膜，缓解消化道出血的症状。保持患儿半卧位或让家长将其直立抱起，以缓解疝内容物对胸腔的压力。避免患儿剧烈哭闹，以免增加腹腔内的压力，造成疝内容物的嵌顿。

2. 膈疝患儿术后并发症有哪些？如何观察及护理？

膈疝患儿术后常见并发症有：出血，乳糜胸，胃食管反流。

针对出血：术后应密切观察胃液的颜色、性质及量。遵医嘱给予奥美拉唑及止血药静脉输注，以预防术后消化道出血。

针对乳糜胸：密切观察胸腔闭式引流的颜色有无浑浊、乳糜性质，如出现乳糜的情况，应给予无脂饮食。

针对胃食管反流：观察患儿胃液情况，如胃液较多，应遵医嘱给予胃动力药，增加胃动力，减少胃液反流。

3. 该患儿术后何时能够进食？进食的要求是什么？

患儿术后 2~3 天给予禁食，此期处于手术创伤期，由于膈肌手术部位尚未愈合，留置胃管行胃肠减压，以减轻胃张力，避免因胃部膨胀，影响膈肌创口恢复。此期间患儿靠全胃肠外营养供给营养和水分，维持机体的生理需要。术后 3~4 天，患儿胃液引流量小于 50ml/d，遵医嘱给予胃管自然引流即无负压引流。观察患儿有无腹胀及胃液引流量情况：患儿 24 小时胃液量大于以上情况，遵医嘱给予多潘立酮胃管注入每天三次，每次注药后夹闭胃管 60 分钟后给予胃管自然引流。术后 4~5 天，在胃管自然引流情况下患儿胃液量小于 20ml/d，腹软，无腹胀，试饮水每次 20~25ml，少量多次。饮水种类以白开水为主，禁饮甜水或饮料。术后 5~6 天，患儿饮水无不适后，给予母乳或配方奶。

进食要求：少量多餐，禁忌一次性进食过饱。

4. 膈疝患儿出院宣教主要内容有哪些？

因先天性膈疝患儿存在不同程度的肺发育不良，容易反复呼吸道感染，术后 1~3 个月应尽量少去人多的地方，减少交叉感染的发生。尽量避免剧烈咳嗽、哭闹，若出现呼吸困难及其他不适，及时就诊。禁忌暴饮暴食，宜终身少量多餐。禁忌进食刺激性食物，宜食高营养易消化软食。定期复查，观察患儿的营养状况、生长发育情况。做好家长心理护理，患儿家长的焦虑情绪多来自对患儿今后的生长发育及生活质量的担心，应予以充分理解并指导患儿家长保持乐观、平和的心情，正确对待患儿的病情。如患儿存在胃食管反流的情况，遵医嘱服用促进胃肠蠕动，减少胃液反流。

┌ 专科知识 ┐
膈疝患儿的手术时机

1. 择期手术　多伴有较严重的肺发育不良及持续性肺动脉高压，紧急手术不能改善患儿的心肺功能，反而导致病情恶化，术前采取改善患儿通气、纠正酸中毒、心功能支持、降低肺动脉压力等措施，待基本情况有所好转，肺功能已获得最大限度改善时手术，可提高生存率。

2. 初步治疗后尽早手术　出生后数小时后发病者，出现危重症状多有诱因，如肺炎、腹腔压力骤然增高（剧烈咳嗽、呕吐等）使疝内容物突然增加而致心肺受压加重等。压迫不解除，病情往往难以很快控制，因此经初步治疗后尽早手术解除压迫，可收到较好的效果。

3. 紧急手术　嵌顿绞窄的患儿因哭闹、呕吐等因素使腹压增高，突然出现症状，紧急手术。这类患儿疝环均较小，疝形成后极易造成嵌顿、绞窄，应尽早手术，以防绞窄肠管坏死。

┌ 评价 ┐

该膈疝患儿入院后，护士要对患儿进行评估，观察有无呼吸困难、发绀的情况，有无消化道梗阻的症状。遵医嘱给予患儿吸氧、心电监测，放置胃管，胃肠减压。根据患儿的疾病情况，选择合适的手术时机，为患儿进行手术。术后给予患儿饮食护理、呼吸道管理，做好患儿家长的健康宣教，降低复发的概率。

案例三　纵隔肿瘤

病例介绍

一般资料：患儿，男，14 岁，青春期。

主诉：左侧肢体运动异常月余，发现纵隔肿瘤 1 个月余。

现病史：1 年余前患儿因左侧肢体行动不良就诊于当地医院神经内科，行头颅增强 MRI 检查提示：颅内恶性生殖细胞瘤，完善相关检查后住院予以化疗治疗 6 期，患儿症状较前好转。第 6 期化疗期间复查甲胎蛋白较前升高，行胸部增强 CT 检查提示前纵隔肿物，复查头颅 MRI 未见肿瘤细胞，现为行前纵隔肿瘤切除术，就诊于医院门诊，门诊以"纵隔肿瘤，纵隔恶性生殖细胞瘤？中枢恶性生殖细胞瘤"收入院。

入院查体：T 36.5℃，P 108 次 /min，R 21 次 /min，BP 102/66mmHg，神志清楚，精神反应好，头发脱落，双眼等大，额面部无发热、出汗等异常。两侧胸廓对称，双侧呼吸运动度基本一致，听诊双肺呼吸音粗，未闻及明显干、湿啰音，双肺叩诊清音，双侧胸壁无挤压痛，未及胸膜摩擦感。

实验室及其他检查：CT 增强 + 大血管重建：前上纵隔胸腺区可见混杂密度团影，范围约 26.1mm×46.0mm×27.7mm，内可见点状高密度及小结节状稍高密度影，增强后不均匀强化，两肺支气管血管束多，两肺胸膜下散在可见少量小淡薄磨玻璃肺野，上纵隔腔静脉后及大血管旁可见多枚小淋巴结影。全血细胞分析 + 快速 CRP：白细胞 $2.3×10^9$/L，血小板 $90×10^9$/L，血红蛋白 80g/L。

诊疗经过：入院后，完善相关术前检查，给予升白细胞、血小板及输血治疗，于入院后第 5 天在全麻下行胸腔镜纵隔肿瘤切除术，术中留置胸腔闭式引流管。术后给予静脉抗感染、止血、补液、心电监测、雾化吸入等治疗。术后患儿呼吸平稳，体温逐渐恢复正常。术后第 1 天身体中轴线为界，左侧面部皮肤潮红，左眼上睑下垂，给予营养神经治疗。术后第 2 天，胸腔闭式引流液呈乳糜状，量 200ml，给予静脉营养及少量无脂饮食。术后第 10 天，引流量减少，复查胸部 X 线片未见明显异常，给予拔除胸腔闭式引流管。换药见伤口愈合良好，无红肿及开裂。于术后第 11 天，遵医嘱出院。

问题

1. 根据患儿术前的实验室检查结果，主要护理应对有哪些？

该名患儿因进行过 6 次化疗，术前检查全血细胞分析：白细胞 2.3×10^9/L，血小板 90×10^9/L，血红蛋白 80g/L。患儿白细胞低于正常，抵抗力低下。护士要密切观察患儿体温，对患儿进行保护性隔离，避免发生交叉感染。遵医嘱给予患儿皮下注射重组人粒细胞刺激因子提升白细胞。血小板低于正常，增加手术出血的风险，遵医嘱给予患儿皮下注射血小板生成素。血红蛋白低于正常，提示患儿存在贫血的情况。遵医嘱进行输血，纠正患儿贫血。

2. 该患儿术后出现左侧面部皮肤潮红，左眼上睑下垂的原因是什么？其护理内容有哪些？

（1）该名患儿术后出现左侧面部皮肤潮红，左眼上睑下垂是霍纳综合征的主要表现。霍纳综合征的典型体征为上睑下垂、瞳孔缩小和患侧面部无汗。在儿童中，面部潮红问题常比无汗症更明显。系由于交感神经受损引起的，是纵隔肿瘤术后常见的并发症。

（2）遵医嘱给予患儿营养神经治疗。因霍纳综合征造成外貌变化，易引起患儿的自卑及家长的焦虑，护士做好患儿及家长的心理护理。

3. 该患儿术后胸引液呈乳糜状，如何进行护理？

该名患儿在术后胸腔闭式引流液量增多，呈乳糜状，属于术后乳糜漏。主要是通过以下方法减少乳糜经胸导管流出：

（1）经口或肠内低脂饮食：任何原因导致少量乳糜胸的患儿适合经口进食或肠内营养。对患儿进行营养评估，以及关于高蛋白、低脂饮食的明确指导。降低脂肪摄入会减少脂肪经肠道吸收，进而减少乳糜流出，因此能够减少乳糜在胸膜腔中积聚。鼓励饮食中不含长链甘油三酯，这可避免其转化为单甘油酯和游离脂肪酸，后两者以乳糜微粒的形式被转运到肠淋巴管。低脂饮食的一般原则为：给予患儿低脂、高蛋白饮食，重点减少长链甘油三酯。采用低脂饮食时脂溶性维生素的吸收减少，遵医嘱经胃肠外补充多种微量元素。随着病情改善和胸腔引流量减少，逐渐增加脂肪摄入。因为患儿对饮食调整的反应因人而异，通常会采用低脂饮食 7 ~ 10 天。当患儿病情随着胸腔积液引流量减少而持续改善，可逐渐过渡到正常饮食。如果病情无改善，可采用全胃肠外营养。

（2）全胃肠外营养：对于大量乳糜漏患儿，通常优选全胃肠外营养（TPN），因为其可明显减少乳糜漏出，从而促进愈合，预防急性营养缺乏。TPN 也可用于不能经口进食、不能接受肠内营养以及经口进食和肠内营养失败的患儿。因为全胃肠外营养的脂质是经静脉给予，所以不限制脂肪的输入。

4. 该名患儿出院后，需要注意哪些内容？

患儿出院后，要继续进行低脂饮食，并注意观察有无呼吸困难、胸部沉重感、乏力和体重减轻等症状，如出现以上情况，提示可能发生乳糜漏复发，应及时就医。患儿如继续进行化疗治疗，要密切观察患儿血常规检测数值，及时发现骨髓抑制征兆，做好保护性隔离，注意预防交叉感染，避免到人多的公共场所活动。患儿因出现霍纳综合征，应继续进行营养治疗。

┌ 专科知识 ┐

纵隔肿瘤诊断方法

纵隔肿瘤包含多种良性和恶性病变。纵隔肿瘤可能是患儿因无关原因（如，术前检查）或为评估肿瘤相关症状而行影像学检查时无意发现的。局部症状可能由肿瘤直接侵犯或压迫正常纵隔结构所致。全身症状可能由肿瘤或相关副肿瘤综合征所致。胸部CT可确认胸部X线片或其他影像学检查发现的纵隔肿瘤，还能详细显示其位置（前、中、后纵隔）、大小、与其他结构的关系以及组织特征。根据影像学检查所示纵隔肿瘤的位置和外观，往往能缩小鉴别诊断的范围。存在某些肿瘤标志物可为提示或排除某些诊断提供额外支持。患儿的管理有赖于精准确切的诊断，这就需要取到足够的组织样本。可以经活检（经皮、支气管内、手术）取样，或是在计划的治疗性切除中取样。应行病理检查来确认取到了足量组织。有些情况下，为避免活检操作可能引起的肿瘤播散，应直接手术切除，不行术前活检。如果影像学检查发现的异常仅有前纵隔肿瘤，没有淋巴瘤的典型全身症状，并且肿瘤明确可以切除而未见任何提示肿块侵犯局部结构的影像学证据，会直接切除，不行术前活检。该方案可以降低胸腺瘤预后恶化的可能，但有可能增加切除了不必切除的淋巴瘤的风险。对于后纵隔肿瘤，若存在以下情况则在切除前取活检：如果临床表现和影像学检查没有高度提示某个诊断，认为肿瘤累及的结构不可切除，或肿瘤看似可以切除但切除范围广泛且需要复杂重建。

评价

对于纵隔肿瘤患儿入院后，护士要对患儿进行评估，观察有无胸痛、咳嗽、颈静脉怒张等情况。前期化疗的患儿，密切观察全血细胞分析各项数值，如有异常，遵医嘱给予对症处理。根据患儿的疾病情况，选择合适的手术时机，为患儿进行手术。术后给予患儿常规护理外，还根据术后并发症给予对症护理。并做好患儿及家长的围手术期健康宣教，使患儿及家长配合护士进行各项治疗及护理。

案例四　先天性肺气道畸形

病例介绍

一般资料：患儿，男，7 岁，学龄期。

主诉：发热后体检发现肺部畸形 1 年余。

现病史：患儿 1 年前因发热至外院就诊，肺部 CT 提示有肺囊性病变，予以随访，无反复发热肺炎等病史。现为求进一步手术治疗，门诊以"肺气道畸形 2 型"收治入院。患儿自起病来神清，精神食欲可，大小便正常，体重正常。

入院查体：T 37℃，P 100 次 /min，R 22 次 /min，BP 102/72mmHg。两侧胸廓对称，双侧呼吸运动度基本一致，听诊右上肺呼吸音稍弱，左肺呼吸音清，未闻及明显干、湿啰音，双肺叩诊清音，双侧胸壁无挤压痛，未及胸膜摩擦感。

实验室及其他检查：胸部 CT 增强 + 大血管重建：右肺上叶多囊性病变，考虑先天性肺气道畸形（CPAM），其内条状软组织密度影增强后无强化——支气管闭锁？右侧支气管动脉管径稍著。

诊疗经过：入院后，完善相关术前检查技术前准备，明确无手术禁忌后于入院后第 3 天在全麻下行胸腔镜右上肺后段切除术，术中留置胸腔闭式引流管，术后予静脉滴注抗感染、止血、补液、心电监测、雾化吸痰等治疗。术后患儿呼吸平稳，体温逐渐恢复正常，于术后第 3 天复查胸部 X 线片，胸腔积液情况好转，无气胸情况，给予拔出胸腔闭式引流管。换药见伤口愈合良好，无红肿及开裂。术后第 4 天，复查胸部 X 线片无明显异常，遵医嘱出院。

┌ 问题 ┐

1. 什么是先天性肺气道畸形？先天性肺气道畸形的症状和体征有哪些？

先天性肺气道畸形（CPAM），曾称先天性肺囊性腺瘤样病变，是以细支气管的过度生长为特征，肺组织结构紊乱，形成多囊性包块。主要发生在婴儿，引起呼吸障碍。病变呈一侧性，通常局限于一个肺叶内。

新生儿和婴幼儿可表现为呼吸急促、发绀、胸腹壁凹陷回缩和呼吸窘迫。大多数的呼吸症状出现在出生后的 1 个月内。大一些的患儿的主诉往往是咳嗽、发热或反复发作的呼吸道感染。也有像该患儿一样无症状，在拍胸部 X 线片时偶然发现。

2. 先天性肺气道畸形术前护理评估有哪些内容？

首先要评估患儿的生命体征、意识状态、发育情况、营养情况。然后评估患儿肺气道畸形体征：咳嗽的发生时间、诱因、性质、节律、与体位的关系、伴随症状；咳痰难易程度，痰液的颜色、性质、量、气味；口唇、甲床有无发绀。

3. 该患儿可能发生的术后并发症有哪些？通过哪些护理干预可以有效预防术后并发症？

该患儿术后可能发生的并发症有：气胸，肺不张，胸腔积液。

针对气胸：术后观察患儿有无呼吸窘迫、发绀等症状，妥善固定胸腔闭式引流管，保持引流通畅。在进行胸腔引流过程中，注意引流瓶与胸壁伤口平面保持 60～100cm，水封瓶长管需没入生理盐水中 3～4cm，保证引流管与引流瓶连接处连接紧密，始终保持瓶身直立状态，防止瓶身倾斜，导致水封瓶长管末端暴露在空气中，导致空气进入胸腔。

针对肺不张：术后密切观察生命体征变化，注意观察患儿咳痰量、性状、发绀、心悸等表现，给予患儿氨溴索雾化液雾化吸入，稀释痰液。雾化后，给予叩拍背部，力量要适中，要注意避免叩拍患儿伤口处或胸腔闭式引流管，护士鼓励患儿自主咳嗽咳痰。鼓励患儿多饮水，有助于气道湿化及痰液稀释。术后患儿病情平稳，即可将床头抬高 30°，术后第 1 天如无明显头晕，不适症状后，可帮助患儿下床活动，有利于肺复张。密切观察水封瓶水柱波动情况，一般水柱波动范围 4～6cm，若波动幅度过大，提示可能存在肺不张。

针对胸腔积液：术后保持胸腔闭式引流管通畅，避免管路扭曲、打折。观察胸腔闭式引流情况，观察并准确记录引流液的颜色、性质和量，定时挤压引流，防止阻塞。密切注意水封瓶水柱波动情况，以判断引流管是否通畅。如水柱无波动，提示引流管不通畅或肺已完全复张。若患儿出现气促、胸闷、气管向健侧偏移等肺受压症状，提示血块阻塞引流管，及时通知医生，通过挤压或使用负压间断抽吸，促使其通畅。可协助患儿取半卧位，鼓励患儿咳嗽和深呼吸，以利于胸腔内液体和气体的排出，促进肺复张，经常改变体位，有助于引流。

4. 该患儿出院后，需要注意哪些内容？

首先是患儿伤口的愈合情况，家长需要观察患儿伤口敷料的情况，正常情况的敷料表面干洁，无渗血渗液。如发现伤口敷料出现渗血渗液，或位置变换及时到就近医院进行更换。其次，在饮食的管理上，要注意饮食调节，禁忌暴饮暴食，鼓励患儿多饮水，给予高蛋白、高维生素、富含粗纤维及易消化饮食。避免进食辛辣刺激食物，多食蔬菜水果。该名患儿 7 岁，进行的是右上肺叶后段切除，会对患儿的肺功能造成一定影响，出院后应适当进行室内及户外活动，如游泳、慢走等，锻炼呼吸功能，增强肺活量，将影响降到最低，保证患儿今后的生活质量。

┌ 专科知识 ┐
先天性肺气道畸形的预后

产前诊断为肺气道畸形的患儿的总生存率超过 95%，存在胎儿水肿是死亡的重要预测因素。对于大多数有症状或无症状的肺气道畸形婴儿，新生儿期手术切除可以治愈该病，且生存预后极好。尽管剩余肺实质出现代偿性生长和发育，但肺功能结局在不同的报告中不一致。例如，一项研究纳入了大多数无症状的先天性肺部畸形婴儿，患儿在 1 岁前接受了择期手术切除，结果发现80% 以上的患儿在儿童期的肺功能检测正常。在另一项研究中，对有症状的肺部病变患儿进行了手术治疗，经手术治疗的患儿 8岁时运动耐量轻度受损，一半的患儿有肺功能检测异常，但多数为轻度。在同一研究中，无症状且接受保守治疗的患儿在 8 岁时，肺功能检测大体正常，但运动耐量仍有轻度降低。

┌ 评价 ┐

先天性肺气道畸形术前多合并肺部感染，并且发生感染后会加大手术难度，增加术后并发症的发生率。所以，患儿入院后，护士要密切观察患儿有无呼吸道感染的症状，如存在发热、咳嗽等呼吸道感染的症状，应积极给予抗感染治疗，以保证患儿能够顺利进行手术。术后给予雾化吸入，鼓励患儿自主咳嗽咳痰，保持引流管通畅，早期下床活动，减少术后并发症的发生，促进患儿康复。

案例五　气胸

病例介绍

一般资料：患儿，男，14 岁，青春期。

主诉：胸痛 1 周。

现病史：患儿于 1 周前无明显诱因突然出现右侧胸痛，伴胸闷，憋气。患儿活动后胸闷加重，伴阵发性干咳。胸部 CT 提示右侧气胸、右肺上叶尖段肺大疱、肺组织压缩 70%。发病以来，患儿精神反应好，纳差，活动耐力降低，大小便正常，睡眠可。

入院查体：T 37.1℃，P 118 次 /min，R 35 次 /min，身高 176cm，体重 48kg。正常面容，双侧呼吸运动正常。听诊右侧呼吸音消失，左侧呼吸音稍粗。右侧胸部叩诊呈鼓音。

实验室及其他检查：

胸部 X 线片：右侧胸廓饱满，右肺中外带呈无肺纹理透亮区，其内侧可见细线状的肺边缘，肺组织受压向肺门移位，心影纵隔左移，心影不大，右膈低平，膈面及膈角模糊。

胸部 CT 平扫：右侧气胸略具有张力，右肺部分实变、不张。右肺部分实变不张内可见不规则含气空腔影。右上肺尖处线状影及胸膜下小泡性气肿，右上肺尖处局部透亮度欠均匀并少许小片状过度充气。

诊疗经过：入院后立即给予患儿于右侧腋前线第 5 肋间行胸

腔闭式引流排气、促进肺复张；给予 2～3L/min 氧气吸入；给予氨溴索、头孢美唑钠 b.i.d. 静脉滴注，祛痰、抗感染治疗。治疗后患儿主诉胸痛消失、胸闷缓解。于入院第 4 天行胸腔镜右侧肺大疱切除术。术后给予患儿生命体征监测、2～3L/min 氧气吸入、头孢美唑钠静脉滴注抗感染、布地奈德雾化吸入减轻气道炎性反应、自控式镇痛泵缓解术后疼痛。术后第 1 天患儿主诉排痰不畅，给予患儿经口鼻腔吸痰，并指导患儿及家属雾化吸入后翻身、叩背促进痰液排出。术后第 4 天患儿主诉活动时伤口处疼痛明显，胸部 X 线片回报结果提示肺已复张，考虑为胸引管末端摩擦胸壁导致疼痛。给予患儿拔除胸引管后疼痛缓解。术后第 5 天，患儿各项指标均正常，予以出院。

┌ 问题 ┐

1. 该患儿入院时护理查体及评估重点包括哪些内容？

患儿瘦高型身材（BMI：15.4）、既往无呼吸系统疾病，考虑为自发性原发性气胸。其主要症状表现为胸痛、胸闷、肺组织压迫面积较大时可出现呼吸困难。主要阳性体征为患侧呼吸运动减弱、叩诊为鼓音或过清音。

该患儿重点护理查体内容包括：生命体征、意识状态、面容、体位、皮肤黏膜、胸部的视触叩听，以判断患儿的呼吸功能情况。根据护理查体结果给予患儿护理评估，主要包括：病情程度评估、疼痛评估、营养评估、跌倒坠床风险评估、管路安全评估、患儿及家长心理情况评估等。根据护理评估内容快速给予相应处置。

2. 该患儿行胸腔镜肺大疱切除术后第 1 天，重点病情观察包括哪些方面？

该患儿手术行胸腔镜手术，术中因便于操作会 CO_2 加压，压迫患侧肺组织形成人工气胸。故术后首先需监测患儿呼吸功能，密切关注患儿心率、呼吸节律、血氧饱和度、咳嗽咳痰等情况；其次患儿留置胸腔闭式引流管路，定时查看管路内液体波动及引流性质、量情况，以判断是否存在漏气或活动性出血。同时因患儿为瘦高型身材、皮下脂肪较薄，术后第 1 天卧床时间较长，应观察其受压部位皮肤状况。

3. 患儿留置胸腔闭式引流管已 5 天，此时胸腔闭式引流的护理重点有哪些？

患儿管路留置时间较长，首先应确保管路安全，妥善固定引流管路，下床活动时注意不要碰倒瓶身、牵扯管路。搬运或外出检查时用止血钳夹闭管路，若出现意外脱管时，嘱患儿呼气，并用凡士林纱布堵住伤口或用胶布密封管路断端。其次要保证其正确引流，将胸腔闭式引流瓶置于伤口以下 60 ~ 100cm 处，患儿翻身时注意管路不要打折、弯曲；定时关注引流量、性质及颜色情况。置管期间需叮嘱患儿每天进行下床活动、吹气球等方式引流，促进肺复张。

4. 该患儿术后可能会出现哪些并发症？应如何预防及病情观察？

该患儿行胸腔镜肺大疱切除术，其常见的术后并发症有肺不张、出血。

（1）肺不张：密切关注患儿胸腔闭式引流量、性质等情况，若发现引流不畅、术后前两天引流不出等情况警惕因胸腔积液导致的肺不张；正确给予患儿雾化吸入、翻身叩背祛痰，并指导患儿及时下床活动，避免因痰液堵塞支气管导致肺不张。当患儿出现咳嗽、气促气喘时提示患儿可能出现术后肺不张，给予患儿氧气吸入，必要时行胸腔闭式引流负压吸引。

（2）出血：术后正确给予止血药物输注；进行胸腔闭式引流瓶更换、协助患儿翻身、下床活动时动作轻柔，避免因管路牵扯导致出血。若观察到引流液为鲜红不凝时，提示胸腔内存在活动性出血。

5. 如何避免患儿出院后气胸复发？

（1）出院后1个月内避免篮球、足球等剧烈活动，可进行游泳、快走、骑行等体育运动。

（2）养成良好作息习惯、注意劳逸结合、家中定期开窗通风、避免感冒。

（3）调节心情避免情绪激动。

专科知识
气胸量计算

①根据英国胸科学会（BTS）的指南，如果在肺门水平的胸壁距离脏胸膜线 < 2cm，则为小量气胸；如果距离 ≥ 2cm，则为大量气胸；②平均胸膜间距离（AID）是肋骨与脏胸膜在肺尖、胸中和肺底3点的距离之和除以3，可用于估算气胸量占半胸体积的百分比；③气胸量可以使用 Light Index 来衡量：百分比气胸 = $100 - [(\text{平均肺直径}^3 / \text{平均半胸直径}^3) \times 100]$。

评价

自发性原发性气胸平均发病高峰年龄为 16～24 岁。常见于剧烈运动之后。少量气胸时患儿可无表现，当出现中量或大量气胸时患儿出现胸痛、胸闷、气急、气促等症状。胸腔闭式引流、手术切除异常肺组织是治疗气胸的常用方法，护士应做好胸腔闭式引流及围手术期护理，保证引流效果、叮嘱患儿活动促进肺复张。患儿痊愈出院时应指导患儿避免诱发因素，防止疾病复发。

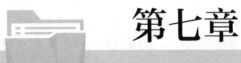

第七章

心脏外科疾病案例

案例一 房间隔缺损

病例介绍

一般资料：患儿，女，10个月6天，婴儿期。

主诉：生后发现"先天性心脏病、房间隔缺损"。

现病史：患儿出生后行心脏超声筛查，发现"先天性心脏病、房间隔缺损"。平素哭闹时有口唇紫绀，易患呼吸道感染，生长发育较同龄正常儿童略落后。门诊以"先天性心脏病、房间隔缺损"收入院。自发病以来，精神状态良好，体力活动一般，纳奶可，睡眠良好，大小便正常。

入院查体：T 36.8℃，P 130次/min，R 26次/min，BP 80/43mmHg，体重6kg。患儿神清，精神反应可，无水肿。呼吸尚平稳，唇色红润，听诊双肺呼吸音稍粗、对称、无啰音。心前区稍隆起，震颤（-），听诊HR130次/min，心音有力、律齐，$L_2 \sim L_3$肋间闻及Ⅱ/6级收缩期杂音。肝脏右肋下1.5cm，四肢末梢暖。左上肢BP82/50mmHg，右上肢BP80/43mmHg，左下肢BP83/50mmHg，右下肢BP84/51mmHg。上肢经皮血氧饱和度98%，下肢经皮血氧饱和度98%。

实验室及其他检查：

胸部X线片提示：肺纹理多、心影轻度增大。

心脏彩超提示：房间隔下腔静脉侧可见一处缺损，宽约10.4mm。

诊疗经过：在全麻低温体外循环直视下行房间隔缺损人造补片修补术。术后转入重症监护室继续治疗。术后心率185次/min、有创动脉血压62/33mmHg，中心静脉压（CVP）5cmH$_2$O，四肢末梢凉伴皮肤发花，动脉血气分析：pH 7.16、PaO$_2$ 180mmHg、PaCO$_2$ 33mmHg、乳酸2.8mmol/L、碱剩余（BE）-7.4mmol/L。给予碳酸氢钠纠酸、扩充血容量、调整血管活性药物剂量，呼吸、循环及内环境逐渐稳定。术后第 1 天，心脏彩超提示：心脏畸形矫正满意、心功能及心脏大小基本正常。胸部 X 线片提示：肺纹理多、无明显片影及积液、心脏大小正常。停用呼吸机、给予低流量鼻导管吸氧，呼吸、循环满意。术后第 2 天转入普通病房继续治疗。患儿术后第 6 天，复查血常规、心电图、胸部 X 线片及心脏彩超，结果满意，出院。

问题

1. 该患儿术前有哪些护理问题？应给予哪些护理措施？

患儿存在房间隔缺损的心脏解剖结构改变，出现房水平左向右分流，从而导致体循环血量减少，易出现劳力性气促、乏力、营养障碍、发育迟缓等症状；同时导致肺循环血量增多，易反复呼吸道感染，严重时出现肺炎甚至呼吸衰竭。术前的主要护理问题包括活动无耐力（与先天性心脏病有关）及呼吸道感染的危险（与肺循环血量增多有关）。

主要护理措施：避免患儿哭闹，做好人文关怀，适当遵医嘱予镇静；注意手卫生，严格遵守无菌操作原则，加强呼吸道管理，预防呼吸道感染，防止呼吸衰竭及心力衰竭。

2. 患儿术后出现低血容量性休克，该并发症的临床表现包括哪些？

患儿术后 HR185 次 /min、有创动脉血压 62/33mmHg，中心静脉压 5cm H_2O，四肢末梢凉伴皮肤发花。动脉血气分析：pH 7.16、乳酸 2.8mmol/L、BE −7.4mmol/L，提示代谢性酸中毒，伴容量不足，患儿出现了低血容量性休克。低血容量性休克是因液体流失和 / 或液体摄入不足导致血管内容量减少，进而引起心动过速和组织灌注不足。脑灌注受损时会出现以下体征：肌张力下降、眼神涣散、精神萎靡或烦躁不安、对痛苦干预的反应下降，随着休克状态加重，精神状态通常会恶化为昏迷。外周灌注不良时会出现以下体征：远端脉搏减弱或缺失、四肢冰凉、毛细血管再充盈时间（CRT）>2秒、少尿、乳酸酸中毒。在低血容量性休克患儿中，代偿性血管收缩可以维持血压，但将导致组织灌注减少。因此，一旦发生低血压，低血容量性休克会迅速进展为心力衰竭和心搏骤停。

3. 房间隔缺损术后常见的并发症有哪些？针对该患儿，应给予哪些护理措施预防并发症的发生？

房间隔缺损术后常见的并发症包括心包积液、胸腔积液、心律失常、出血、气胸、伤口感染、低心排血量综合征。

该患儿术后循环欠稳定、心率快、血压低、乳酸高，遵医嘱予血管活性药物持续泵入，容量支持。护士应重点关注患儿血压、心率、心律、中心静脉压、末梢温度、单位时间内的液体摄入量与尿及乳酸的变化。此外，该患儿术前肺血容量多，术后应调整呼吸机参数、维持有效通气及氧合，加强肺部护理，严格无菌操作，避免呼吸机相关性肺炎。

4. 如何为患儿家长进行术后健康宣教？

护士应针对以下六方面对患儿家长进行指导：

①活动：术后应避免过度哭闹及对胸骨的冲击，逐渐增加活动量。②饮食：适当补充营养，保证充足蛋白质和维生素的摄入。避免暴饮暴食，宜少食多餐，合理控制患儿的出入量，注意饮食清洁，防止腹泻而加重病情。③肺部护理：患儿术后由于肺部炎症、伤口疼痛、控制液体入量等因素，易出现痰多黏稠不易咳出的现象，指导家长为患儿进行胸部物理治疗和体位引流，如

五指并拢成碗状，叩击两侧肺部，由下往上，由外往内顺序拍打，避开患儿的肾区和脊柱，叩击有力，通过振动将痰液排出。④伤口护理：术后伤口避免搔抓，如伤口红肿、有分泌物应及时就医。伤口拆线后可沐浴并使用防瘢痕产品。⑤定期复查：复查时间一般为术后 3 个月、6 个月和 1 年，复查内容为超声心动图、心电图、胸部 X 线检查、血常规等。若患儿出现不明原因的发热、胸部疼痛、少尿伴水肿、呼吸困难、面色苍白等，立即就医。⑥心理护理：向家长解释患儿预后及出院后注意事项，缓解焦虑。同时指导父母多陪伴和鼓励患儿，提高其独立生活和社会适应能力。

┌ 专科知识 ┐

1. 房间隔缺损的分型　房间隔缺损为儿童常见的先天性心脏病，约占所有先天性心血管病的 10%。根据病理特点，可分为继发孔型、原发孔型、静脉窦型和无顶冠状静脉窦型，其中继发孔型占 60% ~ 70%，是介入治疗的主要类型。

2. 儿童行介入治疗的适应证和禁忌证

适应证：年龄 ≥ 2 岁，体重 > 5kg；继发孔型房间隔缺损直径 ≥ 5mm，伴右心容量负荷增加，最大伸展直径 ≤ 36mm；缺损边缘至冠状动脉窦，上、下腔静脉及肺静脉的距离 ≥ 5mm；房间隔的直径大于所选用的封堵伞左房侧的直径。

禁忌证：原发孔型及静脉窦型房间隔缺损；感染性心内膜炎及出血性疾患；封堵器安置后有血栓存在，导管插入处有静脉血栓形成；严重肺动脉高压导致右向左分流；伴有与房间隔缺损无关的严重心肌疾患或瓣膜疾病；近一个月内患感染性疾病，或感染性疾病未能控制者；出血性疾病，未治愈的胃、十二指肠溃疡；左心房或左心耳血栓、部分或全部肺静脉异位引流、左心房内隔膜、左心房或左心发育不良。

评价

房间隔缺损患儿由于心脏解剖结构的改变，出现心房水平左向右分流，从而导致体循环血量减少，肺循环血量增多，因此患儿术前易患肺炎。术后由于心脏异常血流得到纠正、体外循环的影响以及限制单位时间内的液体入量，患儿可能会出现容量不足，故除了关注心功能、心率、心律等，还需关注血压、中心静脉压、末梢循环等，遵医嘱给予容量支持，维持呼吸、循环及内环境稳定。此外，介入术后需遵医嘱抗凝并观察有无出血情况。

案例二　室间隔缺损

病例介绍

一般资料：患儿，男，8个月，婴儿期。

主诉：呼吸急促伴加重5天。

现病史：患儿5天前哭闹后出现呼吸急促，听诊发现心脏杂音，心脏彩超检查提示"先天性心脏病、室间隔缺损、肺动脉高压"。自发病以来，纳奶差、多汗、间断出现吸气三凹征、伴口唇发绀、尿量减少、易患呼吸道感染、生长发育较同龄儿童落后。

入院查体：T 36.6℃，P 141次/min，R 40次/min，BP 84/57mmHg，体重5.5kg，营养发育落后。神志清，呼吸促，三凹征阳性，口唇未见发绀，听诊双肺呼吸音稍粗、对称、无啰音。心前区隆起，震颤（+），听诊心率141次/min，心音有力、律齐，$L_3 \sim L_4$ 肋间闻及Ⅳ/6级收缩期杂音，P_2 亢进，肝脏右肋下3cm，颜面轻度水肿，四肢末梢温。左上肢BP84/57mmHg，右上肢BP85/43mmHg，左下肢BP87/50mmHg，右下肢BP86/51mmHg。上肢经皮血氧饱和度92%，下肢经皮血氧饱和度92%。

实验室及其他检查：

心电图提示：心室肥厚。

胸部 X 线片提示：肺纹理多、心影增大、肺动脉段膨隆。

心脏彩超提示：室间隔膜周嵴下回声脱失约 12.4mm、左房室内径中度增大、主肺动脉内径增宽。

诊疗经过：术前给予强心、利尿、降肺动脉高压治疗。病情稳定后在全麻低温体外循环直视下行室间隔缺损人造补片修补术。术后机械通气维持轻度碱血症，$PaCO_2$ 30～35mmHg，PaO_2 > 100mmHg；口服波生坦，充分镇静镇痛；静脉滴注血管活性药物维持循环稳定，及时纠正内环境紊乱。术后第 1 天心脏彩超提示：心脏畸形矫治满意，各房室内径正常，心功能正常，肺动脉高压轻度以上。胸部 X 线片提示：肺纹理多、心影增大。静脉推注呋塞米利尿，肺功能、心率、心律及血压稳定。术后第 3 天再次复查心脏彩超，提示无明显肺动脉高压。减停镇静镇痛药物、停有创机械通气，给予经鼻高流量湿化氧疗（HFNC）呼吸支持。随后出现明显喉鸣及上气道梗阻表现，积极雾化处理后症状逐渐减轻，呼吸趋于平稳。术后第 6 天患儿呼吸平稳，肺功能满意，循环稳定，改为低流量鼻导管吸氧后转入普通病房继续治疗。

问题

1. 该患儿术后的主要护理措施包括哪些？

患儿术前存在肺动脉高压，术后机械通气维持轻度碱血症，$PaCO_2$ 30～35mmHg，PaO_2 > 100mmHg，适当延长呼吸机使用时间，保证有效供氧。口服波生坦、静脉滴注血管活性药物维持循环稳定，及时纠正内环境紊乱。给予充分镇静镇痛，护理操作轻柔，实施集束化管理。密切观察患儿心率、血压、中心静脉压、肺动脉压及尿量的变化，观察有无肺高压危象的发生，如极度烦躁、心率增快、四肢湿冷、尿少、中心静脉压升高、经皮血氧饱和度下降等。严密监测动脉血气，适当过度通气，可降低$PaCO_2$，间接降低肺阻力。保持呼吸道通畅，按需吸痰，每次吸痰前吸入纯氧2分钟，选用管径小于气管插管内径1/2的吸痰管，动作轻柔，小于15秒，压力小于40kPa，同时严密观察有无缺氧表现。

2. 经鼻高流量湿化氧疗呼吸支持的护理要点包括什么？

患儿术后第3天行心脏超声检查，提示无明显肺动脉高压，随后减停镇静、镇痛药物，停有创机械通气，给予经鼻高流量氧疗呼吸支持。根据患儿鼻腔直径选择合适的鼻塞导管，预防性粘贴减压敷料，调节好鼻塞固定带的松紧度，避免引起面部皮肤器械相关性压力损伤。根据患儿病情和耐受情况，调节氧浓度、流量及温度，及时添加湿化水。在应用经鼻高流量氧期间，若患儿出现血流动力学不稳定、辅助呼吸肌运动明显、氧合持续未改善、呼吸频率增快、大量气道分泌物、意识状态恶化等表现，应及时通知医生，遵医嘱给予相应处理。

3. 针对该患儿，如何预防压力性损伤的发生？

危重症患儿心脏手术后压力性损伤发生率为16.9%。该患儿为8月龄的婴儿，术后气管插管，给予了充分镇静、镇痛，体位、活动受限，为发生压力性损伤的高危人群。每班责任护士需进行压力性损伤评分，同时采取有效预防措施，密切观察皮肤情况，及时准确记录。如床单位选择气垫床，身体下预防性铺水胶体软垫，枕后粘贴泡沫敷料，身体微翻身等，同时应避免各种管路硌伤皮肤。

⌐ 专科知识 ⌐

1. **肺动脉高压分度** 在海平面、静息状态下，经右心导管检查测定的肺动脉平均压 ≥ 25mmHg 为肺动脉高压。根据肺动脉压力高低分为轻、中、重度。肺动脉压力 < 4.0kPa（< 30mmHg）为轻度，4.0 ~ 8.0kPa（30 ~ 60mmHg）为中度，8.0 ~ 12.0kPa（60 ~ 90mmHg）为重度。也可按照肺动脉压力与主动脉压力之比值分为轻、中、重度。肺动脉压力等于主动脉压力的 25% ~ 40% 为轻度，41% ~ 70% 为中度，> 71% 为重度。

2. **肺动脉高压的特异性治疗** ①钙通道阻滞剂：急性血管反应试验阳性患儿建议给予足量钙通道阻滞剂治疗，心率偏慢者考虑应用硝苯地平和氨氯地平，心率偏快者倾向于应用地尔硫草；②内皮素受体拮抗剂：可以通过干预内皮素途径治疗肺动脉高压，如波生坦、安立生坦等；③ 5 型磷酸二酯酶抑制剂：肺血管含大量 5 型磷酸二酯酶，该抑制剂可以通过维持血管平滑肌细胞内环磷酸鸟苷的浓度引起血管舒张，如西地那非、他达拉非；④可溶性鸟苷酸环化酶激动剂：起血管舒张和抗重塑作用，如利奥西呱；⑤前列环素类似物和前列环素受体激动剂：具有强效扩血管作用，如依前列醇、曲前列尼尔等。

3. **肺动脉高压危象急救** ①简易复苏气囊纯氧通气，提高氧饱和度；②过度通气维持 $PaCO_2$ 为 28 ~ 30mmHg；③绝对镇静镇痛，首选芬太尼、万可松静脉维持；④应用选择性肺血管扩张剂，如西地那非、波生坦、曲前列尼尔及吸入一氧化氮联合治疗能增强对肺血管的扩张；⑤适当减少儿茶酚胺剂量；⑥维持适宜的血细胞比容，避免 > 45%，纠正酸中毒，当症状控制至少 24 小时以上，吸入氧浓度逐渐下降至 50%，$PaCO_2$ 逐渐上升至 35 ~ 40mmHg，仍无明显肺动脉压力增高，可撤离芬太尼。

┌ **评价** ┐

针对室间隔缺损、肺动脉高压术后患儿，需重点预防肺动脉高压危象，故应严密监测患儿心率、肢端循环、尿量、中心静脉压、肺动脉压、经皮血氧饱和度等指标。由于患儿术前易患呼吸道感染，加之手术中体外循环等因素，术后容易发生肺部并发症，需加强呼吸系统管理，严格遵守无菌操作原则。此外，该类患儿为发生压力性损伤的高危人群，应采取有效预防措施，密切观察皮肤情况，及时准确记录。

案例三 动脉导管未闭

┌ **病例介绍** ┐

一般资料：患儿，女，4岁，学龄前期。

主诉：发现心脏杂音4年。

现病史：出生查体发现心脏杂音，行心脏彩超确诊为"先天性心脏病、动脉导管未闭"。患儿自发病以来，生长发育正常，活动耐力满意。

入院查体：T 36.8℃，P 105 次 /min，R 25 次 /min，BP 95/40mmHg，经皮血氧饱和度97%，体重16kg。呼吸平稳，口唇红润，双肺呼吸音粗，未闻及啰音。心前区无隆起，叩诊心界正常，HR105 次 /min，心音有力，律齐，$L_2 \sim L_3$ 肋间闻及 III /6 级连续性机械样杂音，P_2 无亢进。肝脾不大，无水肿。触诊桡动脉可现水冲脉。

实验室及其他检查：

心脏彩超提示：左室内径轻度增大、左右心室功能正常、主肺动脉分叉处与降主动脉间可探及粗大异常通道：主动脉侧

4.8mm，肺动脉侧 3.5mm。

诊疗经过：在全麻下行动脉导管未闭封堵术。术后转入普通病房继续治疗。弹力绷带加压包扎穿刺点。持续心电监测及吸氧，观察生命体征，保持安静，去枕平卧，患肢抬高。复查心脏彩超及胸部 X 线片，提示封堵器位置满意，心功能正常。术后第 3 天出院。

问题

1. 动脉导管未闭患儿介入术后的护理要点有哪些？

了解患儿术中情况、麻醉方式、皮肤等，予患儿去枕平卧、垫肩枕、吸氧、持续心电监测。观察腹股沟穿刺处伤口敷料有无渗血。将手术侧患肢垫高，利于血液循环。触摸双足背动脉搏动、双侧肢体皮温及肿胀情况。遵医嘱适当镇静、补液、抗感染治疗。通过胸部 X 线片观察封堵器位置。为防止封堵器脱落，严禁拍背。记录首次排尿时间并观察有无血尿。遵医嘱禁水 3 小时后，少量饮水；禁食 6 小时后予清淡易消化饮食，注意观察有无呛咳，避免窒息。

2. 动脉导管未闭患儿介入术后封堵器脱落的观察要点是什么？

术后持续心电监测。如封堵器脱落至心房或心室，可见频发的房性期前收缩或室性期前收缩，这是由于封堵器刺激心房或心室壁引起。患儿可有心慌、气短症状。如封堵器随血流的冲击脱离心房或心室，期前收缩即消失，心慌、气短症状亦减轻。一旦发生封堵器脱落，及时通知医生，完善术前准备。

3. 动脉导管未闭患儿介入术后的健康指导包括什么？

行动脉导管未闭封堵术后，残余分流会导致溶血，系高速血流通过网状封堵器所致，应定时复查血常规、尿常规，观察患儿有无贫血貌。如果发生面色苍白、尿常规检查有红细胞或血常规提示血红蛋白下降，表明发生了严重溶血，应及时告知医生并处理。如为管状动脉导管未闭的患儿，术后3个月内避免剧烈活动，防止封堵器脱落，3个月后血管内皮细胞完全封盖封堵器，运动不受限制。

┌ 专科知识 ┐

1. 差异性紫绀 先天性心脏病伴动脉导管未闭时，由于肺动脉高压导致肺动脉水平右向左分流，根据分流血流的动脉血氧饱和度高低可引起肢体差异性紫绀。如主动脉弓中断或重症婴儿主动脉缩窄，由升主动脉或主动脉弓进入降主动脉血流减少，而降主动脉的血主要为肺动脉血经动脉导管供应，因此造成上肢无紫绀而下肢紫绀；但完全性大动脉错位伴动脉导管未闭而不伴大的室间隔缺损时，由于左室接受的动脉血达肺动脉，一部分氧合血直接经未闭动脉导管到达降主动脉，使下肢血流的动脉血氧饱和度增高，故上肢紫绀较下肢明显。因此上下肢紫绀差异可作为评价动脉导管水平分流方向的参考。

2. 艾森曼格综合征 先天性体-肺循环分流、肺动脉病变和发绀三联征称为艾森曼格综合征，又称肺动脉高压性右向左分流综合征。当心内或心外存在较大的体-肺循环交通时，长期、大量的左向右分流导致右室容量负荷及压力负荷均增加，肺循环血流量增多，肺小动脉代偿性收缩，管腔狭窄、阻塞形成梗阻性肺动脉高压，进而导致右室出现代偿性肥大，常伴有三尖瓣关闭不全。当肺动脉压力等于或超过体循环压力时，即产生双向或右向左分流，出现发绀。

评价

动脉导管未闭主要是通过导管引起分流，分流量的大小与导管的直径及主、肺动脉的压差有关。动脉导管细小者临床上可无症状，导管粗大者在婴幼儿期即可有咳嗽、气急、喂养困难、体重不增、生长发育落后等表现，分流量大者可有心前区突出、鸡胸等现象。介入术后注意观察有无溶血、穿刺部位有无渗血、穿刺侧肢体的血运等，严禁拍背和剧烈活动，以免封堵器脱落。

案例四　法洛四联症

病例介绍

一般资料：患儿，男，5岁，学龄前期。

主诉：呼吸困难、青紫加重1天。

现病史：入院前一天出现腹泻，逐渐出现呼吸困难，伴口唇青紫进行性加重，晕厥伴意识丧失5分钟，予吸氧、补液治疗。症状有所缓解，行心脏彩超检查，提示先天性心脏病、法洛四联症。患儿生后逐渐出现紫绀，平素活动或哭闹后加剧，长时间活动后喜蹲踞。

入院查体：T 36.8℃，P 110次/min，R 24次/min，BP 97/50mmHg，体重16kg，经皮血氧饱和度60%。慢性病面容，营养发育落后，口唇及甲床发绀，可见杵状指（趾）。呼吸平稳，听诊双肺呼吸音粗，无啰音。心前区隆起，心尖区及剑突下抬举样搏动明显，心界不大，听诊 $L_2 \sim L_3$ 肋间Ⅲ/6级喷射性收缩期杂音，P_2 减弱，肝不大，末梢暖。

实验室及其他检查：

血常规提示：白细胞 $15 \times 10^9/L$，中性粒细胞 75%，红细胞 $6.64 \times 10^{12}/L$，血红蛋白 186g/L，血小板 $270 \times 10^9/L$。

胸部 X 线片提示：心影呈靴形、双肺纹理减少。

心电图提示：右心室肥大。

心脏彩超提示：主动脉增宽、骑跨于室间隔之上（60%）、室间隔缺损 16mm，右室流出道狭窄、右心室肥厚。

血气分析提示：代谢性酸中毒。

诊疗经过：入院后给予吸氧、保持安静、补液、纠正酸中毒。入院后 5 小时，患儿出现哭闹烦躁，呼吸困难伴紫绀加重，经皮血氧饱和度 30%。立即给予膝胸卧位，低流量吸氧，吗啡、咪达唑仑镇静镇痛，普萘洛尔口服，半小时后缓解。病情稳定后，全麻行体外循环直视下法洛四联症根治术，术后转入重症监护室继续治疗。术后即出现心率 180 次/min，血压 70/35mmHg，末梢凉，中心静脉压（CVP）8cmH$_2$O，乳酸 3.5mmol/L，肛温 38℃，毛细血管再充盈时间（CRT）5 秒。呼吸机通气下经皮血氧饱和度 100%，口唇色苍灰，听诊双肺呼吸音粗，基本对称，无明显啰音。胸部 X 线片提示：双肺纹理少，心影不大。给予扩充血容量，输注血管活性药物，降温治疗，维持 CVP > 12cmH$_2$O。术后 12 小时，心率逐渐下降，维持在 120 次/min，血压逐渐上升，维持在 100/60mmHg，CVP 13cmH$_2$O，乳酸 2.1mmol/L，末梢逐渐转温，CRT 3 秒，尿量增多。术后第 1 天，心脏彩超提示：心脏畸形矫治满意，右心室功能减低，左心功能正常，右室流出道通畅。胸部 X 线片提示：右侧少许胸腔积液，肺纹理增多，心影较前增大。积极给予呋塞米静脉推注利尿，维持有效心率和血压。呼吸机保证通气氧合，维持内环境稳定。术后第 2 天复查胸部 X 线片：右侧胸腔积液消失，临床循环稳定。递减镇静、镇痛药、停有创机械通气，给予低流量鼻导管吸氧，积极雾化吸入，加强肺部护理。术后第 3 天，患儿呼吸道分泌物增多，肺功能、循环功能稳定，转入普通病房继续加强肺部护理及循环监测对症治疗。

问题

1. 患儿入院后发生了什么？应采取哪些护理措施？

患儿入院前 1 天出现腹泻，逐渐出现呼吸困难，入院后 5 小时，出现哭闹烦躁，呼吸困难伴紫绀加重，经皮血氧饱和度 30%，提示缺氧发作。

应采取以下护理措施：立即予患儿膝胸位，减少回心血量，减轻心脏负荷，增加外周血管阻力，提高血压，使右向左分流减少，减轻呼吸困难；遵医嘱给予吗啡及咪达唑仑镇静镇痛及鼻导管低流量吸氧；遵医嘱口服普萘洛尔减慢心率、抑制右室流出道肌束的收缩，缓解缺氧发作；严密监测患儿神志、心率、心律、呼吸频率及节律、血压、经皮血氧饱和度的变化，观察缺氧发作是否缓解；指导患儿适当增加饮水量，避免因血液黏稠引发血栓。

2. 该患儿术后护理措施包括哪些？

患儿术后出现 HR180 次 /min，BP70/35mmHg、末梢凉、CRT 5 秒、CVP 8cmH$_2$O、乳酸 3.5mmol/L、口唇色苍灰，提示患儿出现了低心排血量综合征。遵医嘱扩充血容量，输注血管活性药物，中心降温、末梢保暖，维持 CVP > 12cmH$_2$O。术后 12 小时，患儿心率逐渐下降，维持在 120 次 /min，血压逐渐上升，维持在 100/60mmHg，CVP 13cmH$_2$O，乳酸 2.1mmol/L，末梢逐渐转温，CRT 3 秒，尿量增多。术后应严密观察心率、心律、左心房压、中心静脉压、经皮血氧饱和度、肝脏大小的变化，妥善固定心包引流管，保持通畅，观察单位时间内引流量及性质，防止心脏压塞。当引流量由增多突然转为减少或引流不畅，出现循环恶化时，可能发生了心脏压塞，需做好二次开胸的准备。如血性引流液每小时超过 4ml/kg，且持续 2 小时以上，应遵医嘱及时补充鱼精蛋白、输全血或血小板，维持循环稳定，并做好开胸止血准备。患儿术后床头抬高 30°~45°，监测中心静脉压时注意使换能器的零点与心脏体表标志点对齐，使压力传感器与大气相通，监护仪上显示"0"时，转回三通使压力传感器与动脉相通。

3. 法洛四联症常见的并发症有哪些？应如何预防？

由于长期缺氧，红细胞增加，血液黏稠度高，血流变慢，容易引起脑血栓。若为细菌性血栓，则易形成脑脓肿。常见并发症还有亚急性细菌性心内膜炎。

指导患儿充分饮水，必要时遵医嘱予低分子右旋糖酐疏通微循环。避免患儿哭闹和剧烈运动，减轻心脏负荷。指导患儿保持个人卫生，避免交叉感染，以免引起阵发性缺氧发作。若发生感染后，及时给予抗生素治疗，以免形成细菌性血栓，进而导致脑栓塞、脑脓肿等不良后果。

┌ 专科知识 ┐

1. 法洛四联症的病理解剖 法洛四联症由以下四种畸形组成：

（1）右室流出道梗阻：狭窄范围可自右心室漏斗部入口至左、右肺动脉分支。可为漏斗部狭窄、动脉瓣狭窄或两者同时存在。常有肺动脉瓣环、肺动脉总干发育不良和肺动脉分支非对称性狭窄。

（2）室间隔缺损：为膜周型缺损，向流出道延伸，多位于主动脉下，可向肺动脉下方延伸，称对位不良型室间隔缺损。

（3）主动脉骑跨：主动脉根部粗大且顺钟向旋转右移并骑跨在室间隔缺损上，骑跨范围在 15%~95%。

（4）右心室肥厚：肺动脉狭窄的继发改变。其中右室流出道梗阻是法洛四联症最主要的病变，也是决定患儿病理生理、临床表现、病情严重程度及预后的主要因素。狭窄可随时间推移而逐渐加重。

2. 法洛四联症缺氧发作时，应用普萘洛尔的目的及注意事项

法洛四联症缺氧发作的原因为：在肺动脉漏斗部狭窄基础上，突然发生该处肌肉痉挛。普萘洛尔是一种 β 受体阻滞剂，其作用是减慢心率、抑制右室流出道肌束的收缩，从而缓解缺氧发作。应用普萘洛尔时，注意观察患儿的心率，血压等变化，避免心率过慢；注意观察患儿有无中枢神经系统不良反应，如眩晕、神志模糊、精神抑郁、反应迟钝等，指导患儿缓慢起身，防止坠床或跌倒；观察患儿有无支气管痉挛及呼吸困难、充血性心力衰竭、发热、咽痛、皮疹、出血倾向等不良反应。

评价

法洛四联症患儿的术前护理重点是预防缺氧发作，避免心力衰竭。当缺氧发作时，可通过予膝胸卧位、吸氧、镇静镇痛、口服普萘洛尔、纠酸等方式缓解。手术是根治法洛四联症的唯一方法，术后需重点预防心律失常、灌注肺、心脏压塞、低心排血量综合征等并发症的发生。

案例五　右心室双出口

病例介绍

一般资料：患儿，女，6 个月，婴儿期。

主诉：发现心脏杂音 3 个月。

现病史：3 个月前体检时发现心脏杂音。心脏彩超提示：先

天性心脏病、右心室双出口。平素哭闹时可见口唇发绀，活动耐量可，纳奶可，生长发育基本正常、大小便正常。

入院查体：T 37℃，P 130 次 /min，R 30 次 /min，BP 85/42mmHg，经皮血氧饱和度 95%，体重 5.8kg。一般状况可，神志清楚，反应正常，营养中等，发育正常，口唇无发绀。呼吸平稳，双肺呼吸音粗，无啰音。心前区隆起，心音有力，律齐，闻及 L_3 ~ L_4 收缩期Ⅲ/6级杂音。肝脾肋下未见明显肿大，无水肿。

实验室及其他检查：

心脏彩超提示：右房室内径轻到中度增大，右室前壁稍厚，运幅增强；左房室内径轻度增大；室间隔主动脉瓣下可见较大回声脱失约 15mm；两根大动脉相互位置关系未见明显异常，主动脉内径增宽，左右骑跨于室间隔之上 70% ~ 80%，大部分起自右心室；肺动脉起自右心室，内径明显增宽；各瓣膜形态活动未见明显异常。

心电图提示：窦性心律、右室高电压、右心室肥厚、PR 间期延长。

胸部 X 线片提示：心影增大，双肺纹理增多。

诊疗经过：在全麻低温体外循环直视下行右心室双出口心室内隧道矫治术，术中出现三度房室传导阻滞，应用心外膜房室顺序起搏，转入重症监护室继续治疗。持续心电监测，提示起搏心率 120 次 /min；观察心率、节律的变化；给予激素、营养心肌药物治疗，持续镇静、镇痛，呼吸机辅助呼吸；常规强心、利尿。术后第 1 天，复查心脏彩超提示心脏畸形矫治满意，左心室功能正常。心电监测提示自主 HR80 次 /min，三度房室传导阻滞，继续起搏器治疗。术后 30 小时，心电图检查提示窦性心律、HR135 次 /min、节律齐，起搏器备用。临床循环稳定，肺功能正常。术后第 3 天，逐渐撤离机械通气。术后第 5 天，心率、心律稳定，停起搏器，转入普通病房继续治疗。

┌ 问题 ┐

1. 右心室双出口术前的护理要点包括什么？

手术前需了解患儿不同的病理解剖形态，如室间隔缺损部位、有无肺高压、肺动脉狭窄或有无并发畸形等。此类患儿易发生呼吸道感染，术前遵医嘱予对症治疗。若主动脉瓣下型室间隔缺损合并肺动脉狭窄患儿，术前1天完善术前各种检查，遵医嘱吸氧、补液，鼓励多饮水，以增加血液稀释。对于生长发育差的患儿，加强营养支持，适当补充营养成分，如白蛋白，可增加术后抵抗力。

2. 右心室双出口术后安装临时起搏器的护理要点包括什么？

该患儿术中出现三度房室传导阻滞，应用心外膜房室顺序起搏，术后遵医嘱给予激素和营养心肌的药物，持续镇静、镇痛，呼吸机辅助呼吸。术后应持续心电监测，开通心电监护仪的起搏信号开关，设置监护导联为Ⅱ导联，利于P波的识别和心率的计数准确。根据起搏频率，正确设置监护仪的报警界限。密切观察脉搏、心率、心律、起搏信号、血压的变化，每班检查、记录起搏器参数、电极外露刻度、电压、灵敏度及起搏频率，电极与起搏器插件各处有无打折、扭曲、脱落，电池电量以及是否备好备用电池；观察伤口情况，保持敷料清洁、干燥，有渗血时，随时更换敷料。临时起搏器放在安全且易观察的地方，并妥善固定。

3. 为患儿进行经口气管插管吸痰时，有哪些注意事项？

为患儿进行经口气管插管吸痰时，需注意以下七点：①选择适宜型号的吸痰管，吸痰管的外径一般为气管插管内径的

1/2～2/3。吸痰管过细，会导致吸痰不尽、插入次数增加；过粗会阻碍气体交换和加重缺氧。②吸痰前后使用简易呼吸器辅助呼吸、提高氧储备。③吸痰管插入深度应超过气管插管外0.5～1cm。吸痰管进入气管插管前应阻断负压，到达合适深度后放开负压。④每次吸痰时间不超过15秒，边旋转、边上提，动作轻柔。⑤吸痰过程中要严格无菌操作，先吸气管插管，再吸口、鼻腔。吸过口、鼻腔的吸痰管不可再行气管插管内吸引，若需要吸引则需另换吸痰管。⑥吸痰过程中要观察患儿的生命体征及面色、口唇颜色的变化情况，若有异常立即停止吸痰，给予高流量、高浓度吸氧并报告医生，遵医嘱进行处理。⑦吸痰前、后应听诊双肺呼吸音以评价吸痰效果。

┌ 专科知识 ┐

1. 三度房室传导阻滞的心电图特征及治疗　房室传导阻滞（AVB）又称房室阻滞，是指房室交界区脱离了生理不应期后，心房冲动传导延迟或不能传导至心室。房室阻滞可以发生在房室结、希氏束及束支等不同的部位。根据阻滞程度的不同，可分为一度、二度和三度房室传导阻滞。三度房室传导阻滞是指所有心房冲动均不能下传至心室，心房和心室由各自由独立的起搏点控制。心电图特征为：P波与QRS波群无固定关系，P-P和RR间期基本规则，心房率快于心室率；QRS波群形态和时限取决于阻滞部位，心室起搏点通常在阻滞部位稍下方。若阻滞发生在房室结，心室起搏点位于希氏束分叉以上，则QRS波群正常，心室率为40～60次/min，心律亦较稳定；如阻滞发生在希氏束分叉以下，心室率可低至40次/min以下，QRS波群增宽，心室律亦不稳定。

三度房室传导阻滞如心室率显著缓慢，伴有明显症状或血流动力学障碍，甚至有阿-斯综合征发作者，应尽早给予起搏治疗。阿托品可提高房室传导阻滞的心率，适用于阻滞位于房室结的患儿。异丙肾上腺素适用于任何部位的房室传导阻滞，但应用于急性心肌梗死患儿时可能导致严重室性心律失常。以上药物使用超过数天，往往易发生严重的不良反应，故仅适用于无心脏起搏条件的应急情况。

2. 临时起搏器　临时起搏器是非永久性植入起搏电极的一种起搏方式，放置时间一般为 1～2 周，不超过 1 个月。脉冲发生器放置于体外，达到诊断或治疗目的后即撤除起搏电极，如仍需起搏治疗，则应植入永久性起搏器。临时起搏器的植入指征包括治疗性起搏、保护性起搏和诊断性起搏。临时起搏方式包括经静脉起搏、经皮起搏、经食道起搏和经心外膜起搏，均基于一个外部的脉冲通过电极提供心率支持。目前临床常用的经静脉起搏，即经右腹股沟静脉或大隐静脉切开通过下腔静脉将电极植入右心房和 / 或右心室。

┌ **评价** ┐

右室双出口常伴有多种先天性心脏病畸形，患儿常在术前出现哭闹青紫的临床表现，应遵循强心利尿的治疗原则。患儿术中或术后容易出现心律失常，术后需持续心电监测，关注心率、心律及血压变化。当患儿置入临时起搏器时，需做好起搏器的护理，同时注意观察有无肺动脉高压危象、低心排血量综合征等并发症的发生。

案例六　肺动脉吊带

┌ **病例介绍** ┐

一般资料：患儿，女，10 个月，婴儿期。

主诉：喘憋 5 天、呼吸困难 2 天。

现病史：入院前 5 天，进食辅食后出现喘憋，2 天前开始呼吸增快，口唇间断发绀青紫。查心脏彩超，诊断为"先天性心脏病、肺动脉吊带"。自发病以来，患儿精神状态差、烦躁、纳奶量减少、睡眠欠佳、大小便正常。

入院查体：T 36.7℃，P 130 次 /min，R 35 次 /min，BP 88/46mmHg，体重 7.5kg，经皮血氧饱和度 94%。神志清，反应弱，营养发育良好。口唇无发绀，可见鼻翼扇动，轻度三凹征，两肺呼吸音对称，闻及干啰音。心前区无隆起，心音有力，律齐。

实验室及其他检查：

心脏彩超提示：肺动脉正常分叉位置未探及明显左肺动脉发出，右肺动脉中段偏前部可见发出一宽 4.8～3.3mm 的血管，先向后走行，后向左前方走行。

肺部 CT ＋气道重建：胸段气管细，下端欠连续、略扭曲，左右主支气管细。

纤维支气管镜检查提示：气管中下段狭窄，最窄内径 3.0mm。

诊疗经过：术前给予经鼻持续气道正压（NCPAP）辅助呼吸、雾化、拍背，预防呼吸道感染。在全麻低温体外循环直视下行肺动脉吊带矫治术，术中气道峰压从 30cmH$_2$O 降至 22cmH$_2$O。术后转入重症监护室继续治疗。予呼吸机辅助通气，监测气道压变化，维持循环功能稳定。术后第 1 天肺功能满意，气道峰压维持在 20～22cmH$_2$O，心脏彩超提示心脏畸形矫正满意、心功能正常。撤离有创机械通气，给予 NCPAP 呼吸支持、雾化吸入等肺部物理治疗。停有创呼吸机 6 小时后，出现烦躁、呼吸费力，听诊双侧呼吸音减低，血气分析提示 PaCO$_2$ 58mmHg，pH 7.3；胸部 X 线片提示右下肺出现淡片影。给予积极雾化吸入、叩背吸痰、变换体位。治疗后 3 小时，呼吸平稳，双肺呼吸音改善，复查血气显示 PaCO$_2$ 46mmHg，pH 7.35。术后第 3 天呼吸稳定，复查胸部 X 线片未见明显异常，改鼻导管吸氧，继续肺部物理治疗，术后第 5 天转入普通病房继续治疗。

问题

1. 肺动脉吊带患儿常有气管或食管受压的表现，围手术期喂养策略有哪些？

食管受压的肺动脉吊带患儿，吞咽固体食物困难，故症状多出现在开始进食辅食后。该患儿即为进辅食后出现喘憋。这部分患儿多喜食流食，纳奶量不受影响，出现营养不良的情况相对少见。但气管受压的肺动脉吊带患儿术前因反复肺炎、咳喘，一定程度上会影响生长发育。肺动脉吊带患儿术后的营养支持很重要，原则是尽快使热量摄入达到生理需要量，同时需注意抬高床头 > 30°，防止反流引起窒息或吸入性肺炎。对于气管插管或NCPAP 辅助的患儿，采用鼻饲方式进行肠内营养支持，给予深度水解配方奶、预消化匀浆，待咳喘缓解、脱离 NCPAP 辅助后，再经口进食。只要肠道功能存在，尽量采用肠道内营养，因其更符合生理状态，能维持胃肠道结构和功能完整，改善营养物质利用率。

2. 肺动脉吊带患儿术后为什么需尽早拔除有创机械性通气？

为了避免患儿醒后头部活动造成气管插管摩擦气道黏膜、导致喉头水肿等情况加重，每天评估拔管可能性，尽早停机拔管。每 4 小时监测血气 1 次，根据血气结果及时遵医嘱递减呼吸机条件，尽快停用呼吸机。该患儿术后第 1 天肺功能满意，气道峰压维持在 20 ~ 22cmH$_2$O，心脏彩超提示心脏畸形矫正满意、心功能正常，撤离有创机械通气，给予 NCPAP 呼吸支持。

3. 撤离呼吸机后加强肺部物理治疗的目的是什么？

肺动脉吊带典型的临床表现是由于压迫气管和 / 或食管而出现的呼吸系统及消化系统症状，多数患儿在出生后数周到数月内出现症状，通常包括咳嗽、喘鸣、呼吸困难、吞咽困难和反复呼吸道感染等。症状的轻重和出现的时间随血管环类型、气管和 / 或食管压迫程度的不同差异明显，轻者可无任何临床症状，部分患儿症状严重。肺动脉吊带术后，手术解除了气管受压，但呼吸道症状需 3~6 个月逐渐缓解。该患儿停有创呼吸机 6 小时后，出现烦躁、呼吸费力，听诊双侧呼吸音减低，血气分析显示 $PaCO_2$ 58mmHg，pH 7.3；胸部 X 线片提示右下肺出现淡片影，清理呼吸道无效，与呼吸道受压有关。遵医嘱给予积极雾化吸入、拍背吸痰、变换体位。3 小时后，呼吸平稳，双肺呼吸音改善，复查血气显示 $PaCO_2$ 46mmHg，pH 7.35。

肺动脉吊带患儿术后往往存在喘鸣、气急，痰多且排痰困难，造成痰液积聚，阻塞气道，易并发肺炎、肺不张等，评估双肺呼吸音，避免长时间、反复吸痰造成患儿剧烈哭闹而加重喘憋，引起上呼吸道梗阻。术后采用体位护理以改善肺功能，即左侧半卧位、半卧位、右侧半卧位、半卧位各 1 小时，每 4 小时为一周期；护理要点为床头抬高 > 30°，臀部及膝下垫软沙枕，防止下滑。定时叩击患儿胸背部或使用振动排痰机排痰，借助机械力量松动分泌物，使分泌物进入大气管，必要时吸痰；在叩击、震颤、吸痰时密切观察患儿面色和生命体征，预防术后坠积性肺炎的发生。

┌ 专科知识 ┐

1. 介入气道支架 气管软化、严重塌陷导致不能脱离机械通气患儿，术后需要放置气道支架。剧烈咳嗽或刺激性呛咳可导致支架脱出或移位。故需适当镇静，避免躁动，严格把握吸痰时机。当 SPO_2 降至 85% 以下、极度烦躁、出现痰液堆积或肺部布满湿啰音时给予吸痰。吸痰时动作轻柔、迅速，时间少于 15 秒，使支架脱出的风险降至最低，并配合雾化、体位改变等方法，促进痰液排出。叩背时注意避开支架置入侧。

2. 气管成形术　肺动脉吊带中有 50%～60% 合并完全性气管环，气管狭窄严重（< 1.5～2.0mm）的患儿需同时行气管成形术。主要采用三种气管成形方法：对于较短的气管狭窄可以采用气管狭窄切除后，行气管端端吻合术，通常采用胸骨正中切口，在气管狭窄的中点切断气管，将左肺动脉牵至气管前，切除狭窄的气管段至满意管腔，然后吻合断端；对于较长的气管狭窄，可以采用气管自体移植术，建立体外循环后，在气管前壁切开，切除狭窄段，将气管后壁间断缝合，用切下的气管片修补气管前壁；近年来，滑行（slide）气管成形术被认为是最好的一种气管成形术，主要是将气管在狭窄的中点处切断，将气管上端的后壁及气管下端的前壁纵行切开，做气管断端的滑行吻合。

┌ **评价** ┐

肺动脉吊带解剖特点为左肺动脉异常起源于右肺动脉的后方，呈半环形跨过右主支气管向左穿行于食道前和气管后到达左肺门，常合并气管下段、右主支气管和食管不同程度的压迫。护理重点在于肺部护理、气管护理以及食管护理。术后应尽早拔管、观察有无并发症的发生，加强肺部管理，饮食注意有无呛咳、误吸等。

案例七　左冠状动脉异常起源于肺动脉

病例介绍

一般资料：患儿，女，4个月，婴儿期。

主诉：纳差、尿少、水肿5天。

现病史：患儿5天前吸吮力减弱，纳奶量减少，逐渐出现尿量减少，颜面水肿。行心脏彩超检查，诊断为"先天性心脏病、左冠状动脉异常起源于肺动脉"，紧急收入院。

入院查体：T 36.8℃，P 152次/min，R 45次/min，BP 68/35mmHg，经皮血氧饱和度98%，体重5.5kg。神志清，反应弱。呼吸浅促，双肺呼吸音粗，未闻及啰音。HR152次/min，律齐，心音低钝，左侧二尖瓣听诊区闻及收缩期杂音。BP68/35mmHg，肝肋下3cm，颜面、四肢可见轻度水肿，CRT 3秒。

实验室及其他检查：

心脏彩超提示：左心室内径重度增大，左室侧后壁心内膜回声粗厚，室间隔及左室壁运幅弥漫减低，左心室射血分数46%。主肺动脉内径未见明显增宽，二尖瓣环扩大，瓣膜活动幅度相对减低，启闭活动差，二尖瓣及其腱索、乳头肌回声偏强。主动脉左冠窦上未见左冠状动脉开口，主干内径约2.1mm，主干及前降支内呈蓝色血流信号（倒灌）；左冠状动脉起自肺动脉主干近段左后壁。右冠状动脉开口于主动脉右冠窦，内径2.5mm。心脏CT提示：左冠状动脉起源异常，起源于肺动脉主干近段左后壁；右冠状动脉扩张，开口未见变异；左冠窦无冠状动脉起源，圆锥支动脉连接左右冠状动脉主干。

心电图提示：左侧胸前导联显示异常Q波、ST段上升、左心室肥厚。

胸部X线片提示：心影增大，肺纹理增多。

诊疗经过：入院后给予口服强心、利尿药。在完善术前检查后，全麻低温体外循环直视下行左冠状动脉异常起源于肺动脉矫治术。术后转入重症监护病房，予呼吸机辅助呼吸，持续镇静、镇痛，静脉滴注利多卡因及血管活性药物维持循环稳定。术后第1天，行床旁心脏彩超，提示心脏畸形矫正满意，左冠状动脉起源位置正常，血流通畅，左心室射血分数 48%，二尖瓣少量反流。术后第 3 天，停利多卡因，复查心脏彩超，提示左心室射血分数 52%，肺功能满意，顺利撤离呼吸机，继续强心、利尿、抗感染治疗。术后第 7 天，患儿呼吸、循环稳定，转入普通病房。

┌ 问题 ┐

1. 针对患儿的情况，如何在术前预防左心衰竭的出现？

左冠状动脉异常起源于肺动脉，胎儿时期一般不影响生长发育，出生后随着年龄的增长，肺动脉压下降及侧支循环的建立，右冠状动脉血液经侧支到左冠状动脉再到肺动脉，导致左向右分流，出现"窃血"，引起左心收缩功能下降。该患儿 5 天前吸吮力减弱，纳奶量减少，逐渐出现尿量减少，颜面水肿，心脏彩超提示左心室内径重度增大，左心室射血分数为 46%。为预防患儿术前出现左心衰竭，入院后积极改善心功能，遵医嘱口服强心（地高辛）、利尿药物；持续心电监测，监测患儿心率、血压、经皮测血氧饱和度和出入量；进行各项治疗与护理操作时，动作轻柔、熟练，避免患儿哭闹，导致心肌缺血，必要时遵医嘱给予镇静。

2. 患儿术后如何防治室性心律失常？

患儿术中或术后容易出现室性心律失常，首选利多卡因静脉注射预防发作；利多卡因是轻度钠通道阻滞药，能够促进钾离子外流，Q-T 间期延长。若心律突然改变，应暂停给药，并立即向医生报告，及时处理。伴有血流动力学障碍、血压下降、晕厥、心力衰竭或出现室颤患儿，首选同步直流电击复律，转复后静脉滴注利多卡因维持。如果出现顽固性的室性心律失常，需要考虑冠状动脉开口是否通畅，确认冠状动脉通畅的情况下考虑体外膜肺氧合（ECMO）辅助。

3. 患儿容易出现低心排血量综合征并发症，应如何防治？

该患儿术前左心室功能低下，左心室射血分数 46%，术后第 1 天左心室射血分数 48%，可能由于心肌缺血时间长、心肌保护不良等原因。术后用多巴胺或多巴酚丁胺以及硝普钠等药物或联合用药，能产生更好的协同治疗作用，术后发生左心泵衰竭、心肌梗死或低心排血量综合征等并发症时，应及时运用主动脉内球囊反搏泵（IABP）、左心辅助装置（LVD）或体外膜肺氧合（ECMO），常可获得良好效果。

┌ 专科知识 ┐

1. 冠状动脉异常起源肺动脉的定义和分型　冠状动脉异常起源肺动脉（ACAPA）是指左冠状动脉或右冠状动脉及其主要分支起源于肺动脉主干或分支肺动脉近端。临床上以左冠状动脉或其分支异常起源于肺动脉最多见，又称 Bland-White-Garland 综合征，约占 90%。右冠状动脉异常起源于肺动脉相对少见，文献多为病例报告，人群发病率约为 0.002%，双冠状动脉均起源于肺动脉临床极其罕见，大多因心肌缺血，出生后即死亡。左冠状动脉异常起源于肺动脉（ALCAPA）可分为婴儿型和成人型。婴儿型 ALCAPA 发病早，在新生儿期，由于肺动脉的高压力可以维持冠状动脉灌注，患儿可无心肌缺血的表现。出生 6~8 周后，随着肺动脉阻力逐渐下降到正常水平，肺动脉压力不足以灌注心肌，此时如果没有足够的侧支循环形成，将导致心肌缺血和梗死，早期表现为气促、喘鸣、喂养困难等，患儿活动或者喂养后易出现面色苍白、多汗，严重者可出现短暂晕厥。如不治疗，90%患儿在1岁内死亡。婴儿型ALCAPA因心脏长大、收缩功能下降，易被误诊为心肌病。成人型ALCAPA往往偶有胸闷、气促、胸痛等不典型表现，主要原因为左、右冠状动脉之间存在大量代偿侧支，可存活至成年，但仍存在不同程度心肌缺血，80%～90%患者存在猝死风险。ALCAPA大多单独存在，少数患者合并其他心脏畸形，如室间隔缺损、法洛四联症、主-肺动脉窗等。近年来随着心脏超声诊断及外科技术进步，ALCAPA死亡率已下降至较低水平。

2. 左冠状动脉异常起源肺动脉与心内膜弹力纤维增生症的区别　心脏左冠状动脉起源于肺动脉，出生后肺动脉压力降低使左冠状动脉灌流不足。患儿出生1～2个月内可正常，以后出现心肌缺血，表现为充血性心力衰竭、阵发性烦躁、苍白、气促和多汗，可能为心绞痛的表现。多无明显杂音，奔马律常见。胸部X线片示心影中重度扩大。心电图类似成人的前壁心肌梗死，aVL和I导联出现Q波，T波倒置。主动脉根部造影起先只见到右冠状动脉，然后通过吻合支使左冠状动脉和肺动脉显影。患儿存活取决于吻合支的多少和心肌缺血梗死的范围，多在生后6个月内死亡。心内膜弹力纤维增生症：心脏扩大，以心室为主，增厚的心内膜回声增强，以左室后壁及相邻处明显，二尖瓣及其腱索增厚、增强、挛缩，严重者可有狭窄，增大的左室致二尖瓣相对关闭不全，左心功能减低，表现为收缩功能及舒张功能均减低，但左右冠状动脉开口正常，心肌内无明显侧支血流信号，可以鉴别。

3. 心脏机械辅助　通过心脏机械辅助装置将血液由人体静脉系统或心脏引出，直接泵入动脉系统，部分或全部代替心室做功的治疗方法。根据辅助部位的不同，可分为左心室辅助装置、右心室辅助装置和全人工心脏。最常用的是左心室辅助装置。1953年，Kantrowitz 等首先提出应用机械辅助心功能很差的心脏。同年，Gibbon 首次成功于临床应用体外循环进行心内直视手术，开创了心脏机械辅助的新纪元。1957年，由 Kolff 和 Akutsu 首先开始人工心脏的研究。1962年，Cluss 报道在主动脉中部植入气囊实施舒张期反搏法发展到现代的主动脉内球囊反搏。1963年，DeBakey 首次将带有瓣膜的搏动泵用于心脏术后的低心排血量综合征患者，进行左心辅助。1 周后成功脱机。1968年，Cooley 等首次将人工心脏用于心脏移植前的短期过渡获得成功。此后，机械辅助装置在临床上得到进一步的应用，心脏机械辅助临床常用的种类：体外循环、主动脉内球囊反搏、心室辅助装置、人工心脏、体外膜肺氧合。

┌ 评价 ┐

冠状动脉是维持心脏肌肉血供的重要通道。按照冠状动脉起源不同，患者会出现不同程度的心肌局部供血不足，导致心肌缺血，心绞痛等症状。左冠状动脉异常起源于肺动脉矫治术后，心肌供血发生改变，术后需严密监测心功能、观察心率血压变化，床旁备有抢救设备。同时对患儿进行肺、肾功能多方面观察护理。对病情危重的患儿，进行综合、个性化的护理，才能使治疗效果达到最大化。

■ 案例八　大动脉转位

┌ 病例介绍 ┐

一般资料：患儿，男，3 天，新生儿期。

主诉：青紫 3 天。

现病史：患儿生后即出现口周发绀，呼吸增快，试给予低流量吸氧，口周发绀无缓解，立即行心脏彩超检查，提示"先天性心脏病、完全型大动脉转位、动脉导管未闭"。自发病以来，精神弱，纳奶可，睡眠满意，大小便正常。

入院查体：T 36.5℃，P 156 次 /min，R 45 次 /min，BP 68/36mmHg，上肢经皮血氧饱和度 55%，体重 3kg。患儿面色青紫，口唇发绀，哭声弱，呼吸浅促，无鼻翼扇动及三凹征，HR156次 /min，律齐，未闻及明显杂音，四肢及末梢温，无水肿。

实验室及其他检查：

心脏彩超提示：心房正位、心室右襻、房室连接一致。右房室内径中度增大，左房室内径尚可。室间隔完整。

两根大动脉位置关系异常：主动脉位于前方偏右，起自右心室，内径正常，左弓左降；肺动脉位于后方偏左，起自左心室，内径尚可，其分叉处与降主动脉间可见一宽约 2.2mm 的异常通道。左、右冠状动脉起源于主动脉。各瓣膜形态活动未见明显异常。左、右肺静脉均回流左心房。

诊疗经过：入院后持续静脉滴注前列地尔，未吸氧下经皮血氧饱和度逐渐升至 75%，心率及血压稳定。入院 24 小时后在全麻低温体外循环直视下行大动脉调转术，术后延迟关胸，转入重症监护室。给予呼吸机辅助呼吸，持续静脉滴注多巴胺、肾上腺素、硝酸甘油等血管活性药物，维持循环稳定。术后 12 小时心率显著增快，血压降低、尿量 < 1ml/（kg·h），乳酸 2.5mmol/L。行床旁心脏彩超提示：心脏畸形矫正满意，左心室射血分数 50%，肺高压轻度，上调正性肌力药物剂量，加强利尿。术后 48 小时血压、心率稳定。再次复查床旁心脏彩超提示左心室射血分数 60%。术后第 3 天，行关胸手术。术后第 4 天顺利撤离有创机械通气。术后第 7 天，循环及呼吸稳定，转至普通病房继续治疗。

┌ 问题 ┐

1. 患儿术前应用前列地尔的目的及观察要点?

该患儿患有室间隔完整型大动脉转位，此类患儿出生两周后肺动脉压力开始生理性下降，左心室压力下降，如不及时干预，左心室因失用性而发育不良，行大动脉调转术后不能满足体循环压力的需要，常因低心排血量综合征死亡，因而最佳手术时间在出生后两周以内。该患儿术前存活的条件依赖于未闭的动脉导管形成的体肺循环血流的交通。应用前列地尔的目的是增加血管平滑肌细胞内的环磷酸腺苷的含量，扩张血管，维持动脉导管开放，增加肺血流量，改善通气血流比，减轻低氧血症。

用药期间患儿常会出现呼吸暂停、心动过缓或过速、低血压、发热等不良反应。注意观察呼吸、心率、血压、体温变化，备好急救设备。对可能发生呼吸暂停的患儿应用监护仪持续监测；呼吸暂停发作时应给托背、弹足底等刺激，咽喉部有分泌物时应将其吸净，鼻导管给氧，严重者用面罩接呼吸囊加压呼吸，频繁发生呼吸暂停患儿，遵医嘱给予呼吸机辅助通气，并调节吸氧浓度为 21%。

2. 患儿术后延迟关胸，护理要点包括哪些?

延迟关胸的目的在于避免强制关胸导致心脏收缩、舒张受限，影响心排血量，对于术后循环不稳定、仍有活动性出血可能的患儿，延迟关胸可保证在心脏压塞时快速打开胸腔以减压。

护理人员需采取以下护理措施：①床单位悬挂红色"延迟关胸"提示牌，做好交班。②充分镇静镇痛，保持患儿绝对安静，尽量减少搬动，以免影响胸腔内心脏及大血管的位置而引起血流动力学的不稳定；防止躁动，增加心肌氧耗。③持续心电监测，严密观察心率、心律、ST 段、T 波、血压及中心静脉压的改变，及时发现心肌缺血、心律失常及低心排血量综合征。④监测呼吸功能。延迟关胸患儿在持续呼吸机辅助期间，翻身、拍背时动作应尽量轻柔，翻身角度小于 30°。保持气管湿化，及时清除呼吸道分泌物，加强无菌技术操作，预防肺部并发症。⑤保持引流管通畅，密切观察并记录引流速度、量及性质，避免出血过多。⑥患儿术后呈营养高分解状态，遵医嘱予营养支持。

3. 术后如何及时发现并预防患儿低心排血量综合征？

低心排血量综合征（LCOS）是指心排血量不能满足末梢循环必需量，而造成组织灌注不足引起的系列临床症状与体征的综合病症。LCOS 的定义应该包括：①低心排血量；②由于低心排血量引起的周围血管收缩反应；③组织灌注不足。LCOS 主要表现为收缩压下降（< 90mmHg），脉压差变小，中心静脉压上升（常 > 15cmH$_2$O），尿量减少 < 0.5 ~ 1ml/（kg·h），同时伴有心率增快，脉搏细弱，末梢循环差，肢端湿冷，皮肤苍白或紫绀。

患儿术后 12 小时心率显著增快（160 ~ 180 次 /min），血压降低 [（40 ~ 68）/（30 ~ 36）mmHg]、中心静脉压 18cmH$_2$O，尿量 < 1ml/（kg·h），乳酸 2.5mmol/L，左室射血分数 50%，出现了低心排血量综合征，遵医嘱及时上调正性肌力药物剂量，加强利尿。持续进行血流动力学监测，包括心率、血压、中心静脉压的变化，以便及时发现并处理导致低心排血量的原因，如低血容量、急性心脏压塞、左心衰竭、右心衰竭等。使用深静脉微量泵输入血管活性药物，确保血管活性药物准确。同时，还可通过测量直肠与皮肤温度，计算温度差来评价末梢灌注效果，温度差大于 6℃ 表示灌注不佳，大于 10℃ 表示末梢灌注极差。

专科知识

1. 大动脉转位的分型　完全性大动脉转位是一种心房与心室连接一致和心室与大动脉连接不一致的圆锥动脉干畸形。主动脉完全或大部分起源于右心室，肺动脉则完全或大部分从左心室发出。心房可以正位或反位，但绝大多数病例（约占 95%）为心房正位，主动脉位于肺动脉的右前方，故又称右侧 - 完全性大动脉转位。此型可分为单纯和复杂两种类型：单纯大动脉转位是指室间隔完整的大动脉转位，复杂大动脉转位则合并室间隔缺损和 /或左心室流出道阻塞等。

2. 完全性大动脉转位（室间隔完整型）合并 PDA 的患儿吸氧原则　室间隔完整大动脉转位患儿术前不主张吸氧，原因是此类患儿手术前仅靠动脉导管未闭（PDA）分流血维持体外循环来维持生命，一旦 PDA 关闭患儿很快死亡。动脉导管近肺动脉端逐渐变细、变窄，其组织结构也不同于其他动脉，中层缺乏弹性纤维，由排列紊乱的平滑肌细胞螺旋结构组成，内膜增厚并有许多黏液样结构，平滑肌对前列腺素介导的舒张和 PO_2 介导的收缩特别敏感。在胎儿期血液中前列腺素维持动脉导管开放，出生后呼吸使 PO_2 增高，抑制前列腺素合成酶，降低循环中前列腺素水平，引起动脉导管收缩。所以原则上此类患儿不主张吸氧，尤其是未使用前列地尔前。

评价

完全性大动脉转位（TGA）是一类复杂的紫绀型先天性心脏病，占先天性心脏病的 5%～8%。动脉转位术（Switch）是将错位的主动脉与肺动脉切断并互相转接，同时将冠状动脉移植到转位后的主动脉上，达到解剖上的完全纠正。患儿术后为延迟关胸状态，进行心率、心律、血压、中心静脉压、呼吸监测，引流液观察等多种全面的护理干预措施。实行精细全面的护理是保证患儿康复的关键所在。

案例九　完全性肺静脉异位引流

病例介绍

一般资料：患儿，女，3个月，婴儿期。

主诉：呼吸急促半个月，青紫加重3天。

现病史：入院前半个月吃奶后出现呼吸急促，面色及口唇轻度发绀。3天前全身青紫明显加重，纳奶减少，入院行心脏超声检查，提示"先天性心脏病、完全性肺静脉异位引流（心上型）、房间隔缺损、肺动脉高压"。患儿自生后，呼吸浅促、面唇色进行性发绀、精神状态良好、活动满意、纳奶尚可，大小便正常。

入院查体：T 36.8℃，P 140次/min，R 50次/min，BP 75/40mmHg，经皮血氧饱和度84%，体重4.5kg。营养发育正常，神清、反应弱，口唇及指（趾）甲床发绀。呼吸急促，肺部听诊双肺呼吸音粗，无啰音。心前区隆起，震颤（-），HR140次/min，心音有力，律齐，$L_3 \sim L_4$ 肋间闻及收缩期 II/6级杂音，肝及肋下2.5cm，无水肿。

实验室及其他检查：

心脏彩超提示：右房室内径中度增大，左室内径偏小。室间隔完整，房间隔中上段回声脱失约12.5mm。主肺动脉增宽，左侧两支及右肺两支肺静脉于左房后侧上方汇入一个大小约20.1mm×7.3mm的共同脉腔，经宽约6.9mm的无名静脉后，经上腔静脉最终回流入右心房，上腔静脉明显增宽，下腔静脉及冠状静脉窦未见明显扩张。

心脏CT提示：右心房室增大，房间隔不连续，主肺动脉主干及分支增宽，左右肺静脉于左房后侧上方汇入共同脉腔，经垂直静脉向上走行，于降主动脉与主肺动脉之间，管腔明显变窄，最窄处 0.7mm。上行汇入左无名静脉，经上腔静脉回流入右心房。

胸部 X 线片提示：双肺支气管血管增多，透明度欠均匀；心影大小正常，外形呈"雪人征"改变。

诊疗经过：入院后给予以吸氧、利尿治疗。在全麻低温体外循环直视下行完全型肺静脉异位引流（心上型）矫治术，术后转入重症监护室继续治疗。术后 16 小时，心率增快至 200 次 /min，血压下降至 58/32mmHg，心电图示波提示室上性心动过速。给予中心降温、胺碘酮持续静脉滴注及调整儿茶酚胺类血管活性药物剂量，充分镇静镇痛、补充镁剂，继续呼吸机支持保证通气氧合。复查心脏彩超检查提示：心脏畸形矫正满意，左心室收缩功能正常，肺动脉高压轻度。胸部 X 线片检查未见明显异常。术后 40 小时，心率降至 160 次 /min，血压上升至 70/45mmHg，心电示波提示交界区心律，给予胺碘酮口服维持量治疗。术后 72 小时，心律恢复窦性心律，心率为 135 次 /min，血压循环稳定，肺功能满意逐渐撤离机械通气予以鼻导管吸氧，继续强心利尿。术后第 5 天病情平稳，转入普通病房继续治疗。

⌐ 问题 ¬

1. **患儿术后发生室上性心动过速时，为什么要给予中心降温？**

该患儿术后 16 小时，心率增快至 200 次 /min，血压下降至 58/32mmHg，心电图提示室上性心动过速，应用降温毯控制患儿中心温度在 34℃ 左右。低温可抑制心肌自律性而减慢心率，延长心室舒张期充盈时间，提高心排出量，改善临床症状，然后逐渐恢复窦性心律。但降温过低（<33℃）也可诱发心律失常，故需严密监测患儿体温变化，如出现体温持续下降或骤降，心率、心律、呼吸、血压异常应立即通知医生。此外，皮肤在低温状态下容易发生压力性损伤，加强翻身，促进血液循环防止冻伤和压力性损伤。同时需做好肢体保暖，防止局部静脉痉挛而导致输液不畅。

2. 患儿术后应用胺碘酮治疗心律失常，针对该药物有哪些护理要点？

胺碘酮有选择性扩张冠脉作用，能增加冠脉血流量，降低心肌耗氧量。本品仅使用等渗葡萄糖溶液配制，不可加入任何其他制剂。胺碘酮需要持续静脉滴注给药，为避免注射部位的反应，应尽量通过中心静脉通路给药。用药期间连续监测血压、脉搏及心电图。注意观察肺毒害症状，警惕发生间质性肺炎和肺纤维化的可能；中枢神经毒性反应常于用药后 1 周出现，如头痛、失眠等。定期检查血常规、肝功能、肺功能及甲状腺功能试验。如有异常，应遵医嘱减量或停药。在胺碘酮治疗前应纠正低钾血症。

3. 如何预防患儿术后发生左心衰竭？

患儿术前心脏超声提示左室内径偏小，左心发育差，为预防患儿术后出现左心衰竭，术后常规应用正性肌力药物和扩血管药物支持心功能，减轻心脏前、后负荷，使心率、动脉血压维持在正常水平，有利于心功能稳定。用药期间须密切监测血压，根据患儿基础血压及病情设立监护仪血压监测报警限；遵医嘱调整给药速度，使血压保持在正常范围。更换药物时采用双泵换药法，防止血压骤降。严格控制液体出入平衡、加强利尿，预防急性肺水肿的发生。吸痰时密切观察痰液颜色，一旦出现血性痰，在排除损伤的情况下，应考虑发生急性肺水肿，使用呼吸机患儿应立即适当增加呼气末正压通气（PEEP）。

⌐ 专科知识 ⌐

1. 完全性肺静脉异位引流分型

分型	解剖生理
心上型	占完全性肺静脉引流总数的 45% ～ 50%。肺静脉在左心房后方汇合后经垂直静脉引流至左无名静脉，有时引流入上腔静脉或奇静脉。垂直静脉在左肺动脉和左总支气管前方进入无名静脉，在此处压迫可造成静脉回流受阻
心内型	占完全性肺静脉引流总数的 25%。全部肺静脉直接引入右心房或经肺动脉总干引流至冠状静脉窦。在肺静脉总干和冠状动脉窦之间可能发生梗阻
心下型	占完全性肺静脉引流总数的 20%。全部肺静脉在心脏后方汇合后经垂直静脉下行通过膈肌食管裂孔进入门静脉、下腔静脉或静脉导管等。回流血液经高阻力肝血管床到达右心房或垂直静脉下行途中受压，均可引起肺静脉梗阻
混合型	5% ～ 10% 的完全性肺静脉异位引流可同时具有上述两种或两种以上的畸形。全部肺静脉经过多种通道进入右心房，心下型和混合型大多数在婴幼儿期死亡

2. 雪人征　雪人征是诊断完全性肺静脉畸形引流至左上腔或无名静脉的特征表现。在胚胎发育过程中，因肺静脉原基不能与肺静脉总干产生正常吻合，而致连接异常，于是形成各种不同类型的肺静脉回流异常。典型的心上型，因左、右上腔静脉扩张，表现为雪人征。

⌐ 评价 ⌐

完全性肺静脉异位引流是一种较少见的紫绀型先天性心脏病，病情严重且复杂，可威胁患儿生命。患儿术后容易发生交界性异位心动过速和心力衰竭，在持续静脉滴注胺碘酮及儿茶酚胺类血管活性药物的同时，需用降温设备控制患儿中心温度，降温过程中应严密监测患儿体温，并防止冻伤及压力性损伤的发生。

案例十　主动脉缩窄

病例介绍

一般资料：患儿，男，6 岁，学龄前期。

主诉：发现心脏杂音 1 天。

现病史：体检时发现心脏杂音，行心脏彩超检查，提示"先天性心脏病、主动脉缩窄"。患儿平素无口唇紫绀，无头痛、无晕厥、无反复呼吸道感染，体格发育较同龄儿童略迟缓。自发病以来，精神状态良好，体力、耐力正常，大小便正常。

入院查体：T 36.8℃，P 99 次 /min，R 20 次 /min，BP 144/87mmHg，体重 22kg，一般情况可，神志清楚，口唇无发绀，无颈静脉怒张。胸廓外形正常，呼吸平稳，双肺呼吸音粗、未闻及啰音。心音有力，律齐，$L_3 \sim L_4$ 肋间闻及收缩期 Ⅱ /6 级杂音。双下肢动脉搏动减低，左上肢 BP146/79mmHg，右上肢 BP144/87mmHg，左下肢 BP94/55，右下肢 BP96/61mmHg，上肢经皮血氧饱和度 98%，下肢经皮血氧饱和度 98%。

实验室及其他检查：

心脏彩超提示：左房室内径轻度增大，右房室内径正常，室间隔及左室后壁轻度增厚。左右心室功能正常，主肺动脉内径正常。升主动脉内径增宽约 18.9mm，主动脉左弓左降，横弓内径约 14.0mm，降主动脉起始段狭窄，最窄处内径约 3.1mm，累及长度约 13.2mm，降主动脉走行迂曲，远端扩张内径约 18.5mm，穿隔处内径约 10.0mm，狭窄处压差 58mmHg。胸部 X 线片提示心影轻度增大。

诊疗经过：入院后在全麻下行主动脉弓成形术。术后转入重症监护室，予呼吸机辅助呼吸，监测上、下肢有创血压及压差，维持内环境稳定。术后上肢血压逐渐增高至 140/65mmHg、收缩压较下肢高 20mmHg 左右，启用硝普钠持续静脉滴注控制血压。术后 2 小时，患儿清醒，血压降至 100/50mmHg，尿量满意，肺功能满意，停呼吸机辅助呼吸，给予鼻导管吸氧。术后第 1 天心脏彩超提示：心功能正常，手术矫治满意，主动脉弓吻合处压差 25mmHg。腹部平软，未见异常胃液，肠鸣音闻及，给予全脂奶喂养。同时口服卡托普利，减停硝普钠，继续控制血压。患儿进食后 18 小时，胸腔引流管出现淡黄色引流液，引流量逐渐增多，呈乳糜状，给予禁食，静脉营养。禁食 7 天后，引流液清亮、量明显减少，给予脱脂饮食。5 天后，引流液性质及量无明显变化，调整为全脂饮食。复查胸部 X 线片未见胸腔积液，拔除胸腔引流管，血压、循环稳定，排尿、活动均正常，转入普通病房继续治疗。

┌ 问题 ┐

1. 患儿术后应用硝普钠的作用是什么？针对该药物有哪些护理要点？

硝普钠是一种速效和短时作用的血管扩张药，通过血管内皮细胞产生一氧化氮（NO），对动脉和静脉平滑肌均有直接扩张作用，血管扩张使周围血管阻力减低，因而有降压作用。

硝普钠溶液稳定性极差，遇光易分解，应现用现配，溶媒选用 5% 的葡萄糖溶液，注射器及延长管使用避光材料，并标注药物名称。微量输液泵输注时，尽可能经中心静脉给药，若无中心静脉通路，需选择粗、直且弹性好避开关节的血管建立专用静脉通路，避免与其他药物混合输注。用药期间监测患儿生命体征及尿量；由于该药血管扩张作用明显且迅速，应持续进行有创动脉血压监测，或每隔5分钟监测外周血压，直至血压稳定在正常范围内，改为每30分钟到1小时监测一次。若患儿出现心悸、面色苍白、头晕、出冷汗等低血压症状，遵医嘱及时调整输液速度，同时给予对症处理。停用硝普钠时应遵医嘱逐渐减量，严密监测血压，必要时遵医嘱口服或使用其他血管扩张剂，以免出现血压升高的反跳现象。

2. 主动脉缩窄成形术后最常见的并发症是什么？应给予哪些针对性护理措施？

主动脉缩窄成形术后最常见的并发症是反应性高血压、吻合口破裂出血、肾脏及脊髓缺血性损伤、肠系膜炎喉返神经损伤。

针对术后常见并发症，给予的护理措施有以下几种：

（1）针对反应性高血压、吻合口破裂出血：反应性高血压是主动脉缩窄纠治术后常见并发症之一，主要是由于主动脉缩窄近端主动脉弓和颈动脉窦的压力感受器长期处于高压状态下，一旦缩窄解除，血压下降后，压力感受器可反射性提高血压，术后过高的血压易导致吻合口渗血或破裂，因此，术后应严密监测患儿上下肢血压变化，使其维持在适宜水平，血压升高时可遵医嘱静脉泵入硝普钠、硝酸甘油、米力农等，或口服卡托普利进行降压。患儿术后早期应充分镇静镇痛、呼吸机支持，使患儿处于安静状态。保持引流管通畅，定时挤压，观察引流液颜色及量，若出血增多，及时通知医生采取止血措施。

（2）针对肾脏及脊髓缺血性损伤：由于术中阻断降主动脉，术后多有肾功能改变，术后密切监测尿量、肾功能及循环功能。对尿量少于1ml/（kg·h）的患儿给予呋塞米1~2mg/kg利疗治疗。

（3）观察有无脊髓缺血表现：如供血不足造成肢体活动差、末梢凉等情况。

（4）针对肠系膜炎：听诊肠鸣音，观察有无腹胀、腹痛等变化。⑤针对喉返神经损伤：应注意患儿是否出现声音嘶哑等症状，应及时报告医生并做相应处理。

3. 患儿术后出现乳糜胸的原因和观察护理要点包括哪些？

乳糜胸是指胸膜腔出现乳糜。手术致胸导管意外损伤是创伤性乳糜胸的主要原因，常表现出因胸腔积液的机械压迫作用而出现呼吸困难。其他症状包括胸部沉重感、乏力和体重减轻，偶见乳糜痰或营养不良。

针对乳糜胸的观察与护理要点为：①加强饮食护理，定时、定量喂养患儿，严格无脂肪饮食，可阻断肠道吸收乳糜颗粒，同时予以胃肠减压，减少肠道蠕动，促进破裂口愈合。保证足够的营养摄入，维持水、电解质平衡等。②肠外营养支持，对于无法经口进食患儿，遵医嘱禁食并给予全肠外营养（TPN）。尽量选用中心静脉，同时加强巡视，防止高渗营养液外渗引起静脉炎、局部组织高渗性坏死等。输注通路严禁输入其他药物，以免影响营养液的稳定性。营养液配制后 24 小时内输完。③胸腔闭式引流，乳糜胸置管时间比一般胸腔引流置管时间长。注意保持引流管通畅，定时挤压以防乳糜液堵塞引流管；检查引流管有无受压、扭曲，定时观察引流液的量、颜色及性状，做好记录。待引流量持续 2 天小于 10ml/d，试夹管 24 小时，拍片确认无胸腔积液后，配合医生拔管。拔管后 24 小时内密切观察患儿有无胸闷、憋气、呼吸困难、气胸等，观察局部有无渗血、渗液，如有异常，及时报告医生并处理。

┌ 专科知识 ┐

1. 主动脉缩窄的分型　主动脉缩窄是胸部降主动脉先天性狭窄，通常发生在主动脉相当于左锁骨下动脉或动脉导管韧带的远侧，在先天性心脏病中发病率为 5% ~ 8%。临床上通常根据缩窄位置与动脉导管的关系进行分型，缩窄位于动脉导管近端的主动脉峡部成管状狭窄，此型多见于婴幼儿，称导管前型，约占主动脉缩窄病例的 10%；缩窄位于动脉导管的远心端，此型多见于大龄儿童或成年人，称导管后型，约占主动脉缩窄病例的 90%。另外两种导管旁型和主动脉弓发育不良型较少见。

2. 主动脉缩窄的病理生理变化——主动脉缩窄近心端高血压的形成和远心端血压降低　主动脉缩窄部以上的血流增加，血压常有上升；狭窄部以下的血液供应减少，血压均有降低，甚至测不到。左心室负担不断增加而发生肥大和劳损，可导致心力衰竭；脑部血管长期承受高血压而有动脉硬化改变，甚至形成动脉瘤，乃至发生脑血管意外。高血压的形成并非单纯机械性梗阻因素所引起，也可能与肾脏缺血、体液因素有一定关系。缩窄段以下的血压远较上肢血压低，甚至不能测得，但脉压多属正常。

评价

主动脉缩窄是胸主动脉的一种先天性重度狭窄，常发生于主动脉（狭部）相当于左锁骨下动脉或动脉导管韧带远侧，是一种可做外科治疗的高血压症。术后严密监测血压、密切观察胸腔引流量等护理措施，为预防和及时处理并发症提供有力保证，同时，术后持续监测同侧上、下肢血压，能够为判断手术疗效提供可靠依据。

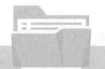

第八章

泌尿外科疾病案例

案例一　尿道下裂

病例介绍

一般资料：患儿，男，3岁，学龄前期。

主诉：生后发现阴茎外观异常至今。

现病史：患儿生后发现阴茎向下弯曲，从阴茎头下方排尿。无尿失禁、尿频、尿急、尿痛等不适。来医院就诊，门诊以"尿道下裂"收入院。患儿自发病以来精神、饮食、睡眠好，大小便正常。

入院查体：T 36.2℃，P 106 次 /min，R 22 次 /min，BP 92/52mmHg，身高 101cm，体重 15kg。患儿生长发育正常，营养良好，表情自如，神志清楚，自主体位。男童外生殖器，尿道开口位于阴茎腹侧冠状沟，阴茎发育可，伴有阴茎下弯，包皮帽状堆积在阴茎头背侧，系带缺如。睾丸发育可，双侧位于阴囊内。

实验室及其他检查：

阴囊彩超示：左侧大小 22mm×20mm，右侧大小 23mm× 21mm。双侧，附睾大小正常，回声均匀，未见明显异常，血运正常。

诊疗经过：入院后立即完善术前检查及术前准备，于次日在全麻下行尿道下裂成形术，术后留置导尿管，约束四肢，卧床休息。术后给予头孢美唑 0.6g 静脉滴注预防感染，每天 2 次，共 5 天。术后第 5 天给予拆除阴茎敷料，并给予半导体激光照射仪照射伤口，每天 2 次，每次 15 分钟。术后第 7 天患儿携带导尿管出院。术后第 10 天于门诊拔除导尿管。

┌ **问题** ┐

1. 典型的尿道下裂患儿有哪些特点？

（1）异位尿道口：尿道口位于从正常尿道口近端，至会阴部尿道的任何部位。部分尿道口有轻度狭窄，其远端有黏膜样浅沟。患儿排尿时尿线一般向后，故常需蹲位排尿。

（2）阴茎下弯：阴茎向腹侧弯曲。

（3）包皮异常分布：阴茎头腹侧包皮因未能在中线融合，故包皮腹侧缺如，包皮在阴茎背侧呈帽状堆积。

2. 该患儿的术前护理要点有哪些？

（1）评估患儿术前排尿姿势、尿道开口的位置、尿线的粗细及射程的远近等。

（2）了解相关检查结果，如性腺激素检测、染色体检查、泌尿系和性腺超声及其他术前常规检查结果。

（3）评估患儿及家长对本疾病各项护理知识的了解程度及需求。

（4）积极配合医生完善各项术前准备，如术前化验、备皮、术前禁食水，术前静脉滴注抗生素预防感染等。

3. 该患儿的术后病情观察要点有哪些？

（1）术后监测生命体征，术后 24～48 小时观察龟头血运和伤口渗血情况，发现异常及时报告医生。

（2）观察尿液的颜色、性质及尿量变化，如出现大量血尿及时报告医生。

（3）注意观察阴茎伤口渗血、渗液情况，拆除阴茎敷料后观察阴茎伤口有无水肿，感染情况。

（4）拔管后观察尿线粗细、射程远近，观察有无尿瘘、尿道狭窄等并发症。

4. 该患儿的术后护理要点有哪些?

（1）疼痛管理：阴茎伤口是尿道下裂术后疼痛最常见原因，选择合适的预防与对症护理措施。如指导家属讲故事，转移患儿注意力，必要时使用镇痛药。其次是膀胱痉挛，常因引流管刺激所致。通常术后 1～3 天症状最明显，术后可常规口服颠茄片，以减轻或抑制膀胱平滑肌痉挛。

（2）切口管理：手术后切口上方用支被架支撑，托起盖被，以免重力压迫伤口，造成疼痛，密切观察伤口有无红肿、渗血、渗液，观察阴茎头是否发绀、水肿，如发现病情变化，及时汇报医生，给予处理。

（3）导尿管护理：一是起支架作用，二是引流作用。严格无菌操作，妥善固定引流管。观察引流量、质、色。每周更换引流袋 2 次，尿袋要低于身体水平位，以预防回流。

（4）拔管后排尿护理：拔除导尿管后少数患儿无法恢复正常的排尿功能，可能与伤口疼痛、长期引流引起的膀胱与尿道括约肌功能紊乱等因素有关。拔管前，需鼓励患儿排尿，保证充足的水分摄入。

（5）心理护理：患儿受年龄、认知等因素影响，术后可出现不同程度的心理障碍，如焦虑、孤独、敏感，应做好劝导，对于已有较成熟思维的少年，更应做好安抚。

5. 尿道下裂术后疼痛的主要原因有哪些?

引起患儿疼痛的原因主要有：手术创伤性疼痛；尿道支架管引起的疼痛；阴茎勃起引起的疼痛；手术切口引起疼痛；术后舒适度改变引起的疼痛等。其疼痛的程度与伴随阴茎下曲的严重程度，成形尿道的手术方式，成形尿道的长度，手术持续的时间成正相关。

6. 尿道下裂术会引起哪些常见并发症？此时护士应如何护理？

尿道瘘和尿道狭窄是尿道下裂最常见的并发症。

（1）尿道瘘：尿道瘘是尿道下裂一期成形术较为常见的并发症。术中操作不当、皮瓣血运欠佳、术后伤口感染均可导致尿道瘘。术后护理时应注意保护尿道皮瓣血运及防止尿道感染，包扎阴茎的敷料需松紧适度，随时观察龟头颜色，如发现龟头发绀，提示血运障碍，应适当松解敷料，防止皮瓣血运障碍导致皮瓣坏死而发生漏尿。

（2）尿道狭窄：尿道狭窄分为尿道外口狭窄和尿道吻合口狭窄。由于尿道皮管在成形过程中有不同程度的损伤，其血液循环功能不良，机体抵抗力下降。而尿路感染也容易导致尿道狭窄，其原因主要与留置导尿管有关。需保持尿道外口清洁，随时清除尿道口分泌物。拔管后鼓励患儿多饮水，注意排尿情况，如发现尿线进行性变细，提示发生狭窄，需尽快就诊。

7. 使用半导体激光照射仪照射伤口的注意事项有哪些？

半导体激光照射仪治疗的输出率及波长：A波810nm，功率200mV；B波650nm，功率15mV。激光探头距离患处10～20cm直接照射，照射时间为15分钟，2次/d，两次间隔时间为4小时。如伤口有渗出、流脓等感染表现，可先用0.9%氯化钠溶液清洁创面，去除渗血、渗液及分泌物，再给予碘伏随时消毒。半导体激光照射前，先用毛巾将阴囊处遮盖好，以免对阴囊造成损伤。半导体激光照射过程中对眼睛有损害，可能引起角膜炎或结膜炎，故严禁照射眼睛。治疗时患儿尽量佩戴防护眼镜，并将激光探头直接对准伤口部位后再启动激光。每天治疗由经过专业培训的责任护士进行操作。

8. 该患儿出院后，护士如何进行以家庭为单位的延续性护理？

（1）出院后责任护士每天通过社交软件的群组收集患儿家属遇到的问题，进行疑难解答，对存在问题的家庭追踪反馈，必要时视频一对一指导，直到完全掌握护理方法为止。责任护士将出现频次较多的问题反馈给医生，由医生定期在社交软件的群组进行健康知识宣讲。

（2）责任护士每周电话随访患儿家属，指导其疾病知识、饮食、家庭护理操作等，依据患儿出院小结，责任护士电话提醒患儿家属膀胱训练时间及自行拔尿管时间，并进行视频一对一指导。若出现脱管、堵管、尿瘘，尿管拔除后尿线变细等无法解决的情况，可第一时间联系医护人员解决，对于需返院进一步治疗的患儿，则与医生约定时间，通知其直接返院。

┌ **专科知识** ┐

尿道下裂分型

Ⅰ型：阴茎头型，尿道开口于冠状沟的腹侧，阴茎头向腹侧弯曲，腹侧无包皮。

Ⅱ型：阴茎型，最常见，尿道开口于冠状沟至阴茎根部之间，阴茎不同程度向腹侧弯曲。

Ⅲ型：阴茎阴囊型，尿道开口于阴茎阴囊交界处，阴茎严重下弯，不能直立排尿。

Ⅳ型：会阴型，尿道开口于会阴部，外生殖器酷似女性，成为假两性畸形。

评价

尿道下裂是小儿泌尿外科生殖系统种常见的先天畸形，发病率为 1/400~1/300，近年发病率逐渐增高。其术后主要并发症包括：尿道瘘、尿道狭窄、尿道憩室样扩张等，尿道下裂并发症仅有 50% 出现在术后第一年，其余一半相继出现在一年后，甚至伴随阴茎发育，青春期仍会发生尿道瘘、复发阴茎下弯。由于其疾病特点，导致其大部分需进行分期手术，逐期修复，护理人员不仅要在患儿术后随时观察其龟头的血运情况，保持导尿管的妥善固定，精准记录尿量的颜色、性质及尿量变化，还应协助医生做好尿道下裂患儿的术后随访工作，尽量减少患儿的术后并发症的发生。

案例二　肾积水

病例介绍

一般资料：患儿，男，3 岁，学龄前期。

主诉：发现左侧肾积水 3 年余。

现病史：2 个月前患儿无明显诱因出现发热，最高体温 39℃，家属自行口服退热药物 2 天，效果不佳，发热反复。就诊当地医院，查泌尿系彩超回报：左侧肾积水。当地医院给予抗感染治疗后建议去上级医院就诊。门诊行超声及静脉尿路造影（IVP）均提示左侧肾积水，以"左侧肾积水"收入院。

入院查体：T 36.2℃，P 102 次 /min，R 24 次 /min，BP 98/53mmHg，神志清楚，精神反应可。发育正常，营养良好，正常面容，表情自如。

实验室及其他检查：

泌尿系超声检查：左肾 9.5cm×4.0cm，肾盂肾盏扩张，肾盂前后径2.3cm，张力不高，实质厚0.35～0.7cm，该侧未见扩张输尿管。

静脉肾盂造影：左肾积水，右肾盂充盈。

诊疗经过：入院后完善术前检查及术前准备，入院第2天全麻下行腹腔镜左肾肾盂成形术，术后安返病房，予患儿禁食水，补液治疗，术中留置导尿管及腹腔引流管，约束四肢，卧床休息。静脉滴注头孢美唑0.8g预防感染，每天2次；术后第1天，遵医嘱予患儿饮水，糖盐钾补充机体需要量。术后第3天，遵医嘱予患儿幼儿饭，口服头孢克肟颗粒预防感染，术后第5天拔除腹腔引流管，术后第6天拔除尿管后出院。

问题

1. 肾积水的临床判定标准？

（1）分肾功能情况判断标准：根据肾功能受损情况分3级。分肾功能大于40%为1级，分肾功能在10%～40%为2级，分肾功能小于10%为3级。

（2）肾积水判断标准：积水较多，肾盂、肾盏呈球状，肾盏杯口不见为中度，肾盂、肾盏呈果盘状扩张为重度。

（3）肾功能改善判断情况：肾功能增加超过5%为好转，肾功能减少5%为恶化，肾功能在此之间为相对稳定。

2. 影像学检查治疗此病的意义？

影像学检查在肾积水诊断中，尤其在病因诊断中具有重要的作用。

（1）静脉尿路造影（IVP）：可以明确肾积水程度以及梗阻部位和原因，在判断有无肾盂积水、积水程度、尿路梗阻部位以及肾功能受损情况具有重要价值。

（2）逆行造影：是一种创伤性检查，可确切地提供肾盂输尿管的形态、梗阻部位，可作为手术依据。

（3）计算机体层摄影尿路造影（CTU）：密度分辨率高，少量造影剂就能清楚显示泌尿系结构，但由此带来的射线量的增加不可避免。

（4）磁共振尿路造影（MRU）：可以明确肾积水程度及梗阻部位，对诊断及治疗具有重要的指导意义。

3.　肾积水的治疗方案?

有三种治疗方案：肾盂输尿管成形术、先行 PCN 引流试验再行肾盂输尿管成形术、肾切除术。肾脏是切除还是保留，主要取决于是否具有解除梗阻后恢复肾功能。

（1）肾盂输尿管成形术：对于功能低下的肾脏，无须进行 PCN，立即行肾盂输尿管成形术保护肾脏。

（2）PCN 引流试验（PCN 引流 4~6 周后评估分肾功能）初步判断积水肾是否有恢复功能的潜力，术后 DFR > 10% 行肾盂输尿管成形术，DFR < 10% 行患肾切除术。

（3）肾切除术：用于治疗无功能阻塞性肾脏的常用方法。肾切除术的指征为：①影像学或手术探查无肾脏实质；②肾盂肾病；③高血压；④ PCN 引流后尿量为 0。如患者 DFR 为 0 且影像学检测无明显肾脏实质、脓肾或小肾脏，则可进行肾切除术。

4.　该患儿的术后主要的护理要点?

引流管护理：因引流管起到固定肾脏的作用，因此引流管的护理非常重要。

（1）保持导尿管、腹腔引流管管路通畅，做好标识以利于区分，限制患儿肢体活动，以防出现管路受压、折叠甚至脱出。为患儿行支被架支撑，有利于伤口愈合和随时观察病情。引流管要低于伤口处，避免逆行感染。

（2）根据尿量调整输液速度，保证液体 24 小时均衡输入。

（3）腹腔引流管可引流肾周围的积液、积血，一般术后 3~4 天左右拔管，拔管后观察患儿体温变化，排尿情况及肾区有无包块、腹痛等不适。

5. 术后留置双 J 管起到什么作用？

术后放置双 J 管起到支撑吻合口、引流尿液的作用，有助于吻合口良好愈合且保证尿液引流通畅、不渗漏，一般术后 1~3 个月拔除。

6. 术后留置双 J 管，会引起何种并发症？此时护士应如何护理？

（1）腰痛：双 J 管拔除前后均可有腰痛症状，过早拔除可能因输尿管水肿尚未消退而引起腰痛。拔除前腰痛多因置管后破坏了输尿管开口抗反流机制，此型腰痛多在排尿、排便、憋尿状况下症状明显，此期间嘱患儿多饮水、勤排尿等方式来减少对肾盂及膀胱黏膜的刺激，缓解症状。

（2）血尿：早期出现血尿，为术中出血通过尿道排出以及置管时引起医源性输尿管黏膜损伤所致，出院时多能恢复正常。出院后仍有血尿症状者，可能为双 J 管留置时间过长刺激肾盂输尿管膀胱黏膜以及随置管时间延长管壁附着结石损伤所致。

（3）膀胱刺激征：双 J 管会对膀胱黏膜的刺激，如双 J 管过长、双 J 管下移刺激膀胱三角区等，部分患儿置管后可出现膀胱刺激症状，对于已发生症状的患儿，可通过多饮水、勤排尿等方式缓解，若效果不好可在膀胱镜下调整双 J 管位置或提前拔除双 J 管。

（4）尿路感染：双 J 管留置状态破坏了膀胱输尿管抗反流机制，可致上尿路感染，而双 J 管作为异物长期刺激亦可导致尿路感染的发生。

7. 术后护理中，应如何避免并发症的发生？此时护士该如何护理？

术后的并发症：疼痛、感染、漏尿、出血。

（1）疼痛护理：麻醉效果过后，患儿逐渐清醒，慢慢会出现疼痛的感觉，此时护理人员可采用移情法，分散患儿对于疼痛的关注度。另外，护理人员要以母亲的心态，安抚患儿，给予鼓励，消除其紧张情绪。护理工作做到合理规划、集中进行，尽可能少搬动患儿，避免引起疼痛，促进伤口愈合。如果患儿实在无法忍受可遵医嘱使用镇痛药物。

（2）感染护理：腹腔镜下手术比开放手术更能保护机体的免疫机制，减少术后感染引起的肾盂输尿管吻合口再狭窄。腹腔镜手术尿路感染多在术后 3 天发生，采用抗生素治疗，指导患儿多饮水，保持腹腔引流管及导尿管的通畅。

（3）漏尿护理：是常见的并发症。观察患儿有无发热，引流液的颜色、性质及量。颜色呈淡黄色且量明显增加，考虑吻合口漏尿，及时更换伤口敷料，保持局部清洁干燥，防止感染。指导患儿少活动，多饮水，取半卧位休息，保持引流通畅，避免继发感染。

（4）出血护理：观察患儿伤口敷料情况，如伤口敷料渗血较多，遵医嘱给予止血药。保持患儿大便通畅，给予吃粗纤维的食物，必要时给予开塞露灌肠，防止用力使腹压增加，诱发伤口出血。

8. 出院后注意事项，应如何进行宣教？

（1）带造瘘管出院的患儿，应每天更换引流袋，如使用抗反流引流袋应每周更换 1 次。每月回医院更换造瘘管，并保持引流装置无菌密闭。

（2）带双 J 管出院的患儿，不能做四肢及腰部的伸展运动及重体力劳动，防止双 J 管滑脱或上下移动。术后 1～3 个月回医院拔管。如有血尿、患侧腰腹部疼痛，及时复诊。

（3）嘱患者多饮水，防止管腔堵塞及尿路感染，达到内冲洗的目的。注意排尿情况，如出现腹胀、发热、尿少、哭闹不安应回医院检查。

（4）定期回医院复查肾功能、尿常规及 B 超。

专科知识

肾积水的疗效判定标准

（1）显效：临床症状和体征完全消失，B 超检查引起积水的病变消失，实验室检查肾功能恢复正常。

（2）有效：临床症状体征有所好转，肾积水消失，B 超检查引起积水的病变明显减少，肾功能逐渐好转。

（3）无效：临床症状和体征无变化甚至恶化，肾功能无改善。

评价

患儿住院期间，通过术后严密的观察及精心的护理、监测各项指标，未见术后并发症发生。住院期间患儿肾功能有所改善，顺利出院。

案例三　肾母细胞瘤

病例介绍

一般资料：患儿，男，5 岁，学龄前期。

主诉：发现患儿右腹部包块 3 个月余。

现病史：家长于 3 个月前为患儿洗澡时发现右侧腹部包块，

来院就诊行腹部 B 超发现右侧肾脏占位，考虑为右侧肾母细胞瘤，大小约为 10.6cm×7.7cm×11.1cm，先行注射用硫酸长春新碱＋放线菌素 D 化疗一疗程后出院，后于当地医院行长春新碱化疗，一周一次，共 11 疗程，为进一步治疗，现以"右侧肾母细胞瘤"收入院。患儿自发病来偶有腹痛、血尿、无尿急、尿频、尿痛等不适。

入院查体：T 36.5℃，P 102 次 /min，R 20 次 /min，BP 98/56mmHg，身高 121cm，体重 16.5kg。患儿生长发育正常，营养良好，表情自如，神志清楚，自主体位。

实验室及其他检查：

腹部超声：右侧肾母细胞瘤，大小约 11.8cm×8.0cm×11.6cm。

血常规：白细胞 $13.12×10^9/L$，血红蛋白 79g/L。

诊疗经过：入院后完善术前检查，术前给予患儿备皮，遵医嘱静脉滴注注射用硫酸长春新碱 0.6g 静脉推注＋注射用放线菌素 D 0.13g 静脉输注。患儿化疗期间抵抗力下降，食欲减退，注意每天开窗通风，避免交叉感染，防止感冒，给予清淡饮食。次日在全麻下行右侧瘤肾切除术，术后给予头孢孟多 0.4g，静脉滴注，b.i.d.，术后 3 天换药，复查血常规，硫酸长春新碱 1mg，静脉推注。

┌ 问题 ┐

1. 肾母细胞瘤患儿有哪些临床表现？

（1）腹部肿块或腹大为最常见症状：90% 病例以发现腹部肿块和腹胀，腹围增加为首次就诊原因。肿块多为正常体检或家长无意中发现腹块。肿瘤较小时不影响患儿营养发育及健康状态，亦无其他症状。约 95% 病例在首次就诊时可触及肿块，一般位于季肋部一侧，表面光滑，中等硬度，无压痛，一般不越过中线，早期肿块可有一定活动性。少数巨大肿瘤可越过中线，活动度消失，升或降结肠与瘤组织粘连并被推向前方及引起慢性肠梗阻，还可伴有气促、食欲低下、消瘦，甚至贫血和恶病质。

（2）30%左右患儿有血尿：其中10%～15%为肉眼血尿，严重者尿中有血凝块。血尿出现与肿瘤侵入肾盂有关，与临床分期及预后并无直接关系。

（3）部分患儿可有高血压：可能与肾血管受压缺血，肾素分泌增加或肿瘤细胞分泌肾素有关，切除肿瘤后血压可恢复正常。

（4）偶有低热及腹痛，但多不严重，高热罕见。

（5）个别肿瘤自发破溃可有严重腹痛及休克症状以急腹症就诊。

（6）下腔静脉有瘤栓梗阻时可有腹壁静脉曲张及腹水，但绝大多数病例并无栓塞表现。

（7）脑转移可出现颅内压增高症状，如头痛、喷射状呕吐，偶有以此为首发症状就诊者。

（8）骨转移可有局部隆起及疼痛。

2. 肾母细胞瘤患儿的术前护理要点有哪些？

（1）患儿入院之后需进行生命体征的监测，如果出现体温升高应对症处理。如果出现高血压，则需要遵医嘱服用降压药，并持续监测血压情况。

（2）观察患儿面色及尿液情况，如出现口唇色淡、血尿等情况，应立即通知医生，监测血红蛋白。

（3）患儿入院后须严格卧床休息，避免剧烈活动及磕碰导致肿瘤破裂。

（4）护理人员应指导患儿及家长多食用高热量、高维生素以及高蛋白食品，少食多餐。如果患儿食欲较差，遵医嘱给予静脉进行营养支持，提升抵抗力，减少化疗期间的不良反应。

（5）术前护理人员协助患儿完成各项检查，做好皮肤准备及胃肠道准备。根据患儿病情遵医嘱做好交叉配血及备血。术前给予开塞露通便。

3. 肾母细胞瘤的术后病情观察要点有哪些？

（1）患儿严格卧床休息，给予氧气吸入、心电监测和氧饱和度监测，密切观察体温、脉搏、呼吸、血压变化，定期监测血红蛋白。

（2）严格记录 24 小时出入量，观察患儿尿液的颜色、量，必要时记录每小时尿量。

（3）遵医嘱给予患儿静脉补液，必要时输注血浆或全血。

（4）病室内温湿度适宜：病室内温度 18～22℃，湿度为50%～60%。

（5）进行各项治疗时应尽量集中，动作轻柔，保持周围环境安静、整洁，减少患儿因周围环境刺激加重疼痛。术后 48 小时遵医嘱使用镇痛泵，必要时遵医嘱使用止痛药。

（6）心理护理，与患儿家长建立信任关系，给予患儿及家长安抚，避免患儿烦躁哭闹加重出血。

4. 肾母细胞瘤患儿化疗的观察及护理要点有哪些？

（1）患儿使用长春新碱化疗期间观察患儿病情变化，监测生命体征。

（2）熟悉化疗药物剂量、治疗效果及副作用，发现异常及时汇报。用药剂量应准确无误，过量对人体伤害很大，易引起各组织损伤。患儿的体重是医生计算用药剂量的依据，在护理过程中需提供患儿准确无误的体重数据，确保用药安全。

（3）用药前后查血常规，如有血细胞下降，要暂停用药，待血细胞恢复后再行化疗。

（4）患儿化疗期间应指导家属为患儿补充营养，增强抵抗力，给予高热量、易消化、清淡可口的饮食，多饮水，进食后用生理盐水漱口。必要时静脉补液。如患儿出现恶心、呕吐等不适应，遵医嘱给予盐酸昂丹司琼注射液。

（5）保护好静脉，防止药液外渗，一旦怀疑外渗应立即停止输注，针对药物种类给予相应的处理，正确使用 PICC 可以避免多次穿刺，减少药物对患儿血管的损伤。

5. PICC 导管的使用注意事项有哪些？

PICC 导管经外周手臂的静脉进行穿刺，导管直达心脏的大静脉，避免化疗药物与手臂静脉直接接触，并且大静脉血流速度快，可以迅速稀释化疗药物，减轻药物对血管的刺激，能够有效保护上肢静脉，减少静脉炎的发生。护士使用 PICC 应严格执行正确冲管时间、冲管液体、脉冲式手法正确。妥善固定导管，避免打折、扭曲、受压。一旦堵管不可暴力通管，采取溶栓治疗（5 000U/ml 尿激酶）。

患儿出院和需长时间携带 PICC 导管，应做好健康宣教：①日常活动轻柔，一般活动不受限，避免提过重的物体。②保持敷料清洁完整，年龄较小的患儿给予保护套保护，避免抓挠。保持贴膜清洁干燥。③睡眠时，注意不要压迫穿刺侧手臂。④穿脱衣物时注意保护导管。⑤可以淋浴但应避免盆浴和泡浴，沐浴前用塑料保鲜膜在弯处缠绕 2～3 圈，沐浴后检查有无进水，如有应及时换药。⑥治疗间歇期每 7 天换药、肝素盐水脉冲式冲、封管。⑦嘱咐儿童不要牵拉导管体外部分，以免损伤导管或把导管拉出体外。⑧穿刺处如有红肿、疼痛、渗出，导管内有回血等异常情况及时联系医生或护士处理。

6. 如何做好肾母细胞瘤患儿及家长的心理护理？

肾母细胞瘤为恶性肿瘤，患儿及家长在得知患病时，都会出现不同程度的恐惧及焦虑情绪，情绪波动也会出现很大的变化，这些情绪也会不同程度地影响到治疗效果。所以护理人员应做好患儿及家长的心理护理。

患者入院时，护士要热情接待，主动介绍病室环境和主管医生、责任护士，使之尽快了解住院环境。对患儿进行治疗时，护理人员应做到温柔耐心，动作轻柔减少患儿对治疗的恐惧。应尽量减少在较大患儿面前讨论病情相关问题。护士不但要熟悉患者病情，还要了解家庭情况、性格特点，有针对性地做好心理护理。认真做好疾病知识的宣教，认真回答患儿及家长提出的每个问题，帮助患者树立信心。

7. 肾母细胞瘤患儿出院护理有哪些要点？

患儿行瘤肾切除术，对患儿创伤较大，患儿出院后仍需坚持监测及治疗。护理人员应指导家长陪同患儿进行散步等轻的体力活动，逐渐增加活动量，保证患儿的充足休息，避免剧烈活动导致过度疲劳，多饮水，注意加强营养，保持大便通畅。定期检查血常规、尿常规、胸部 X 线片、B 超、CT、肺部情况、肝肾功能等。了解健侧的肾功能，在医生的指导下用药，尽量不使用对肾脏有损害的药物。

┌ 专科知识 ┐

肾母细胞瘤分期

根据儿童肿瘤组织 Wilms 瘤分期标准将肾母细胞瘤可分为 5 期。

Ⅰ期：单侧肿瘤，局限于肾，能完整切除，肾包膜完整，肾切除中包膜无破裂，无肿瘤细胞残留。

Ⅱ期：单侧肿瘤伸展至肾外，但能被完全切除，肾外血管有瘤栓或被肿瘤侵犯。

Ⅲ期：非血缘性肿瘤残留局限于腹部，淋巴结受累，肿瘤溢出，破裂或有肿瘤穿刺活检，腹膜表面肿瘤种植，术后大量或镜下发现有切缘肿瘤残留，不能完整切除原发瘤。

Ⅳ期：血源性转移至肺、肝、骨或脑等部位。

Ⅴ期：双侧肾肿瘤。

评价

患儿住院期间，腹部伤口干洁，皮肤无压伤。未出现伤口出血、感染等并发症。PICC 导管妥善固定，告知患儿家长携带 PICC 期间注意事项。

肾母细胞瘤又称肾胚胎瘤（nephroblastoma or renal embryoma）。1899 年 Max Wilms 做了详细的描述，故又称 Wilms 瘤（Wilms' tumor）。肾母细胞瘤是小儿最常见的原发于肾脏的恶性肿瘤，主要发病于 6 岁以下。在过去的数十年中经综合治疗长期生存率明显提高。今后的治疗方向是减少低危患儿、治疗并发症和提高高危患儿的长期生存率。

肾母细胞瘤需综合治疗，包括手术、化疗，必要时加用放射治疗。所以在肾母细胞瘤患儿的护理期间应严格执行无菌操作，及各项操作规程。密切观察患儿生命体征及伤口等各方面的变化，及时发现异常通知医生进行相应的处理。

案例四　隐睾

病例介绍

一般资料：患儿，男，2 岁，学龄前期。

主诉：生后发现左侧阴囊内空虚至今。

现病史：患儿生后发现左侧阴囊内空虚。无尿失禁、尿频、尿急、尿痛等不适。来医院就诊，门诊以"左侧睾丸下降不全"收入院。患儿近日精神、饮食、睡眠好，大小便正常。

入院查体：T 36.5℃，P 112 次 /min，R 24 次 /min，BP 93/58mmHg，身高 96cm，体重 14kg。患儿生长发育正常，营养良好，表情自如，神志清楚，自主体位。男童外生殖器，阴茎发育可，左侧阴囊空虚，左侧腹股沟部可扪及大小约 1.5cm×1.2cm 样物，活动可，无压痛。

实验室及其他检查：

超声：探查时左侧睾丸位于该侧腹股沟内环口处，大小约 1.5cm×0.5cm×0.6cm，实质回声均匀，周围未见积液。

诊疗经过：患儿入院后完善术前检查，在全麻下行腹腔镜隐睾下降固定术。术后安返病室，患儿已清醒，生命体征平稳，伤口敷料固定好，干洁无渗出，双侧睾丸位于阴囊内，左侧阴囊稍肿胀。术后次日出院，术后第 3 天、第 7 天外科门诊复查，伤口换药；术后 1 周尽量卧床休息，2 个月内避免剧烈活动；术后 1～3 个月后门诊复查，内分泌科和泌尿外科长期随诊。

┌ 问题 ┐

1. 隐睾是如何诊断的？

（1）体格检查：为儿科常规检查，需在温度适宜的环境中，患儿取两腿交叉位，医生通过触摸腹部、腹股沟部、会阴部以及阴囊来初步判断是否患有小儿隐睾症。

（2）B 超检查：当通过体格检查摸不到时，常用 B 超辅助定位隐睾。

（3）绒毛膜促性腺激素刺激试验：通过检测注射绒毛膜促性腺激素的前后血清中睾酮水平，来判断是否存在功能性的组织。

（4）CT、磁共振：对腹内隐睾的定位有更高的准确性。

（5）腹腔镜：不仅可用来诊断腹内隐睾，同时可以进行手术治疗，尤其适用于高位隐睾患者。

2. 隐睾的主要发病部位在哪里？

隐睾以右侧多见，占全部隐睾症的 75% 左右；双侧隐睾为 25% 左右。隐睾发生部位以腹股沟部为主，占全部隐睾发生部位的 70% 左右；其次是腹膜后，为 20% 左右。此外，阴囊上方也是隐睾的常见发病部位。

3. 隐睾患儿入院后的护理要点？

（1）帮助患儿清洗干净阴囊以及周围皮肤污垢，以降低手术后感染的概率。

（2）协助医生检查排除呼吸道感染，以免手术麻醉后呼吸道分泌物堵塞引起窒息。

（3）做好患儿及患儿家长的术前宣教工作及心理护理，减少患儿术前焦虑恐惧的情绪的产生。

4. 隐睾的治疗方法？

（1）药物治疗：绒毛膜促性腺激素治疗的作用是刺激间质细胞产生睾酮，有助于隐睾下降。适用于生后 6 个月仍为隐睾者。黄体生成激素释放激素的作用是刺激隐睾下降。

（2）手术治疗：睾丸固定术包括四种。①标准术式；② Fowler-Stephen 手术；③睾丸自身移植术；④腹腔镜治疗。

5. 隐睾术后的观察及护理要点？

（1）密切观察患儿生命体征，发现异常及时通知医生。

（2）术后 4 小时可少量饮水、6 小时可进食，手术当天可予半流质饮食，之后逐渐恢复至正常饮食。

（3）保持伤口敷料清洁干燥，防止大小便污染，若有浸湿及时更换，防止伤口感染。

（4）观察评估患儿伤口的疼痛情况，指导家长有效缓解疼痛的技巧，必要时遵医嘱予患儿药物镇痛。

（5）做好患儿及患儿家长的术后宣教及心理护理，减轻其焦虑以及心理负担，积极配合医生治疗。

6. 隐睾术后常见并发症的护理要点？

（1）回缩或睾丸萎缩：是隐睾术后主要的并发症，由于血管较短或者睾丸血管损伤引起，嘱患儿及患儿家长术后1周尽量卧床休息，2个月内避免剧烈活动，术后按时复查，做好术后及出院宣教。

（2）阴囊水肿：观察患儿阴囊水肿情况，使用软毛巾或者小儿阴囊托托起患儿阴囊，促进静脉回流，缓解肿胀。

（3）伤口出血：密切观察患儿伤口敷料的渗出情况，出血量大时，及时通知医生，遵医嘱静脉滴注止血药，更换伤口敷料。

7. 隐睾术后的出院宣教有哪些内容？

（1）告知患儿及家长不吃辛辣刺激性食物，多饮水，定时排尿，防止尿路感染。

（2）保持会阴部周围皮肤的清洁干燥，避免感染，术后第3天、第7天门诊复查伤口换药，如出现高热、伤口出血、明显肿大等及时就诊。

（3）术后1周尽量卧床休息，2个月内避免剧烈活动。

（4）术后1~3个月门诊复查，以后每6个月检查一次至青春期。

8. 隐睾症应如何预防？

（1）母亲怀孕年龄 < 30 岁，有助于降低隐睾发生率。

（2）母亲在孕期需摄入足够的蛋白质，适量摄入高蛋白食物。

（3）孕期拒绝吸烟与被动吸烟。

（4）凡男性新生儿，都须检查有无隐睾。

（5）对早产儿、低出生体重儿、母亲为初产妇、有隐睾遗传背景的新生儿，应重点关注，早期进行 B 超筛查。

专科知识

1. 隐睾的分型

（1）根据隐睾的位置可分为高低隐睾和低位隐睾。

1）高位隐睾：位于腹腔内或靠近腹股沟内环处，约占隐睾的 15%。

2）低位隐睾：位于腹股沟内环与外环之间处，约占隐睾的 85%。

（2）根据临床查体将隐睾分为可扪及隐睾和未扪及隐睾。

1）可扪及：出生后未在阴囊内触及，但可在腹股沟或阴囊上端触及睾丸样的肿块。

2）未扪及：出生后未在阴囊内触及，同时在腹股沟和阴囊上端也均未触及睾丸样的肿块。通常为腹内隐睾，腹腔镜可探查确诊。

2. 隐睾的诱发因素

（1）低出生体重：< 900g 婴儿中隐睾症的患病率约为 100%；隐睾症的患病率随着婴儿出生质量的增加而降低，在体质量为 2 700～3 600g 的婴儿中隐睾症的发病率下降为 3%。

（2）早产：足月男性新生儿的发病率为 2%～4%，而在早产儿发病率高达 1%～45%。

（3）存在胎儿生长受限的情况，如唐氏综合征或腹壁缺损。

（4）母亲吸烟或者长期吸二手烟。

（5）父母接触一些有毒物质，如有机氯、邻苯二甲酸酯等农药。

评价

患儿住院期间，通过术后严密观察及精心护理，未见术后并发症发生，顺利出院。隐睾是小儿泌尿生殖系统比较常见的先天性发育畸形，隐睾主要影响生殖细胞的发育，增加不育症和恶性肿瘤的风险。需要护理人员除了要精心护理，尽量减少患儿的术后并发症的发生外，还要做好患儿以及患儿家长的心理护理，减轻家长及患儿的心理负担，积极配合医生治疗，按时随诊。

案例五 包茎

病例介绍

一般资料：患儿，男，7岁，学龄期。

主诉：阴茎包皮未能外翻6年余，伴红肿、排尿疼痛1天。

现病史：患儿自出生后发现包皮不能外翻，包皮无红肿，无尿痛，排尿正常，未给予特殊处置。3个月前，患儿无诱因出现包皮处反复感染伴红肿，无尿痛及排尿困难，家长自行给予抗生素涂抹后好转，未就医。1天前，无诱因患儿自述排尿疼痛，包皮红肿。家长自行给予抗生素外敷后无缓解。查体提示包皮口红肿、狭小，包皮不能外翻，诊断为包茎。患儿自发病以来，精神反应一般，食纳一般，无发热，排便正常，睡眠可。

入院查体：T 36.7℃，P 98次/min，R 26次/min，BP 98/52mmHg。双侧肾区及输尿管走行区无压痛及叩击痛，膀胱区无压痛，未扪及包块。幼儿男性会阴，包皮外口狭小，紧箍龟头部，伴有红肿、触痛，不能向上外翻，尿道口不能显露，少量白色分泌物，两侧阴囊内可触及。

实验室及其他检查：

尿常规：白细胞 23 个 /μl。其余未见明显异常。

诊疗经过：入院后立即给予患儿抗生素控制炎症，局部每天用 3% 硼酸水浸泡数次。治疗第 2 天后患儿包皮处红肿消退，排尿正常、无疼痛。入院第 3 天局麻下行包皮环切术。术后给予吸水纱布包扎固定，术后患儿复查血常规、尿常规正常，伤口愈合良好，无出血，遵医嘱出院。术后第 5 天后暴露伤口，给予 3% 硼酸水清洗、抗生素药膏涂抹并保持会阴部清洁。

问题

1. 该患儿入院后的护理评估、处置要点有哪些？

护理评估：该患儿为包茎伴反复感染。患儿年龄较小，病程较长。入院时为包皮炎症急性期，患儿出现排尿异常症状。此时该患儿的护理评估为：体温、会阴部位皮肤情况、排尿情况、疼痛、患儿及家属心理及相关知识了解情况。

处置要点：①需监测患儿体温变化，判断感染情况。②协助患儿保持会阴处皮肤清洁，给予生理盐水清洁尿道口。遵医嘱正确给予抗生素控制炎症、康复新液浸泡阴茎头部促进红肿消退。③观察患儿排尿情况，给予患儿心理支持，采用热敷、按摩、听流水声促进排尿，减轻由于排尿疼痛导致的恐惧心理。④指导患儿家长包茎护理正确方法，避免出现家长自行错误用药，延误治疗。

2. 包茎在什么情况下需要手术治疗？

①3 岁以内多为生理性包茎，不建议手术治疗。学龄前期及其以后的包茎多为真性包茎，尤其反复性的包皮龟头炎，甚至尿

路感染时，不论几岁都需尽快手术。②包皮口有纤维性狭窄环。③发生过包皮嵌顿者。

3. 该患儿行包皮环切术后可能会出现哪些并发症？应如何预防及处置？

阴茎处血管丰富，术后易出现阴茎水肿、切口出血等近期并发症。远期会出现包皮口瘢痕狭窄、尿道口狭窄、外观不满意等并发症。

①针对阴茎水肿：术后给予吸水纱布包扎，排尿后保持会阴处皮肤清洁，预防阴茎水肿。术后第5天来院换药并给予康复新液清洗或抗生素药膏涂抹，预防阴茎水肿。②针对切口出血：术后保证伤口包扎效果，正确给予止血药物输注。嘱患儿术后适当休息，勿进行大幅度活动，勿抓挠伤口，避免触碰伤口导致出血。③针对远期并发症：出院后叮嘱患儿养成包皮上翻清洗的卫生习惯，定期复查。若出现包皮口瘢痕狭窄、尿道口狭窄等症状需再次手术。

4. 针对该患儿的出院宣教重点包括哪些内容？

①出院后遵医嘱正确清洁、药物浸泡或涂抹伤口；②养成良好卫生习惯，保持会阴部位清洁；③若出现包皮红肿、切口感染、排尿痛、排尿困难等症状及时就诊；④定期复查，评估尿流情况。

专科知识
检查方法

1. 观察包皮口大小。将包皮试行上翻，便可作出判断。

2. 嵌顿包茎时，水肿的包皮翻在阴茎头的冠状沟部，在其上缘可见到狭窄环，阴茎头呈暗紫色。

⌐ 评价 ¬

　　包茎是包皮过长的一种，分为生理性及病理性。生理性包茎无需处理。病理性包茎是包皮口产生瘢痕，使其无法外翻、回缩。常见症状为包皮红肿、包皮炎、排尿痛、尿线细、排尿困难等。对于反复阴茎头包皮炎、包皮口纤维性狭窄患儿需行包皮环切术。护士应指导患儿及家长，保持会阴部位清洁，给予抗生素涂抹、药物清洗浸泡预防伤口感染、阴茎水肿。定期复查，并监测患儿尿流情况，若出现术后尿道口狭窄等情况，及时就诊。

第九章

骨科疾病案例

案例一　骨髓炎

病例介绍

一般资料：患儿，男，3岁，学龄前期。

主诉：发热7天，左踝部疼痛6天。

现病史：7天前患儿无明显诱因出现间断发热症状，热峰40℃，无抽搐，无咳嗽、咳痰，腹泻等不适，予以复方氨酚烷胺、布洛芬口服，症状无明显改善，6天前患儿左踝部开始疼痛，不可站立及活动，有触痛，局部肿胀，皮肤发红，皮温升高，就诊于外院，考虑"骨膜反应"，予以头孢他啶静脉滴注抗感染，患儿仍发热，踝部肿胀加剧，建议到上级医院就诊，门诊行踝关节CT、踝部超声提示"骨髓炎"，予以阿莫西林钠舒巴坦钠静脉滴注抗感染，患儿未再发热，踝部疼痛较前明显缓解，门诊以"左腓骨远端骨髓炎"收入院。自发病以来，患儿精神状态良好，体力情况良好，食欲食量一般，睡眠情况良好。

入院查体：T 38.6℃，P 98次/min，R 24次/min，BP 98/52mmHg，左踝部较右踝部红肿，皮温稍高，压痛阳性，肌力肌张力正常，足背动脉搏动可，肢端感觉、血运正常。

实验室及其他检查：

快速C-反应蛋白：77mg/L（< 8mg/L）；白细胞：16.01×10^9/L（4.3×10^9/L ~ 11.3×10^9/L）；动态红细胞沉降率：100mm/h（0 ~ 15/h）；降钙素原：0.09ng/ml（≤ 0.25ng/ml）；查真菌：耐甲氧西林的金黄色葡萄球菌（MRSA）感染；左踝关节CT平扫+重建：左侧距骨内小结节高密度影，左踝关节及左足软组织肿胀。左踝部软组织超声：左腓骨远端骨皮质不连续，骨膜下可见中等回声区，大小3.1cm×1.4cm×1.4cm，边界尚清，内回声欠均，周边软组织肿胀明显，内血流稍丰富，左踝关节腔未见明显

积液。

　　诊疗经过：入院后给予降温药物，监测患儿神志及生命体征、出入量情况，快速扩容防止发生感染性休克，抗感染治疗，完善术前检查及准备。于入院第 2 天行下肢长骨感染性病灶清除术 + VSD 植入术，关注术后体温波动情况，及时给予相应降温处理，继续抗感染治疗，密切关注患肢肿胀，皮肤颜色、温度、感觉，肢体运动，动脉搏动及毛细血管充盈时间等情况。保持负压封闭引流（VSD）管路通畅，各部位连接紧密，负压值适当，透明薄膜密封性良好。遵医嘱每天给予 0.9% 氯化钠注射液 2 000ml 持续有效冲洗，记录出入量。术后第 7 天复查动态红细胞沉降率 20mm/h；降钙素原 0.08ng/ml；快速 C- 反应蛋白 1mg/L；白细胞 9.01×10^9/L；手术后第 8 天行下肢长骨感染性病灶清除术 + VSD 拔除术，继续抗感染治疗，观察患肢感知觉及活动度情况。于二次手术后第 3 天复查动态红细胞沉降率 13mm/h；降钙素原 0.06ng/ml；快速 C- 反应蛋白 1mg/L；白细胞：5.03×10^9/L，并于当天出院。

┌ 问题 ┐

1. 根据患儿入院时实验室检查结果，判断易诱发何种并发症？临床如何观察与护理？

　　根据患儿入院体征及实验室辅助检查：查血：快速 C- 反应蛋白 77mg/L；白细胞 16.01×10^9/L；动态红细胞沉降率 100mm/h；应警惕并发脓毒血症及感染性休克的发生。

　　感染性休克随时危及生命，小儿休克常起病急骤，变化迅速，因此应密切做好病情观察，发现病情变化时，及早采取科学合理的急救措施。在临床上应观察患儿有无出现心动过速、寒战、发热、神志不清、少尿或者无尿等全身性表现。护理方面首先应进行病情评估；严格监测患儿的病情及意识、瞳孔变化；休克早期血压变化并不明显，密切持续监测生命体征，若患儿出现血压下降，尤其是收缩压下降、脉压小于 20mmHg，脉搏细速或摸不到，精神萎靡，嗜睡或兴奋、躁动，尿量减少甚至无尿，肛温升高，但皮温低，四肢湿冷，面色苍白、发绀则警惕休克的发生。随时评估患儿皮肤色泽及温度、末梢循环、呼吸频率、节律及尿量变化，并做好记录。双上肢迅速建立两条或以上静脉通路，快速扩容。保证抢救时给药及治疗用药的维持。持续给予低流量氧气吸入，如不能改善缺氧状态时可改用储氧面罩吸氧，改善脑组织缺氧。如患儿意识丧失，防止呕吐物和分泌物误吸，或舌后坠堵塞气道，给予头偏向一侧，保持呼吸道通畅。床旁备好负压吸引器。如患儿发生休克，立即给予中凹卧位，抬高患儿头胸部约 20°，使膈肌下降，减少呼吸阻力，抬高下肢约 30°，促进回心血量。患儿入院体温 38.6℃，给予药物降温处理，需半小时复测体温，观察药物降温效果，防止高热惊厥。做好抢救用药的准备、记录，观察用药后的反应。

2. 患儿体温持续高热，护理中应注意什么？

患儿体温持续升高，达到超高热，当出现超高热时往往呈高代谢状态，体能消耗较大，当体温 > 41℃ 时严重影响各系统的功能活动，尤其是脑细胞的酶活性紊乱。因此，积极控制患儿体温同时要注重患儿头部降温。密切监测患儿生命体征，及时记录。观察其热型变化过程，评估患儿意识、面色及皮肤干湿度。患儿在高热前寒战，不能给予冷刺激，此时冷刺激会增加肌肉收缩，使产热增多，体温反而上升。应调节室温至 20 ~ 25℃，头部给予冷敷或冰帽，可尽快使脑组织达到较低温度，减少脑细胞耗氧量，防止脑水肿。体温下降时患儿如有大量出汗，及时补充液体，防止发生脱水。

3. 患儿术后观察哪些内容？

术后严密监测生命体征变化以及肢端血运情况，包括患肢肿胀程度，皮肤颜色，温度，感觉，肢体运动，动脉搏动，毛细血管充盈时间等情况。确保负压吸引有效，严记出入量，注意电解质的变化，维持出入量平衡。保持患肢功能位，可抬高 15° ~ 30°，利于静脉回流，减轻肿胀。遵医嘱应用抗生素抗感染治疗，观察药物疗效及有无不良反应，监测肝肾功能。同时应每 2 ~ 4 小时协助患儿翻身，及时观察易受压部位皮肤情况，骶尾部可给予泡沫敷料或凝胶垫保护。

4. 在 VSD 引流期间饮食如何护理？

在 VSD 引流期间由于创面处于负压状态，引流出的渗出物中含有大量的蛋白质以及创伤状态下的高代谢反应，应加强患儿的饮食营养，鼓励患儿摄入高蛋白、高热量、富含维生素且易消化的食物，如牛奶、肉类、鸡蛋、鱼虾、大豆类、干果类、蔬菜类等，补充微量元素，有利于创面组织修复和再生。

5. 骨髓炎患儿是否需要制动？

有证据显示当急性骨髓炎患儿影像学提示骨膜下脓肿且范围较大或存在骨髓强化异常减弱的锐区时，骨破坏明显影响骨结构完整性时应制动。此类患儿有发生病理性骨折的风险，应制动、避免负重。

6. 针对此类疾病患儿，出院宣教的重点是什么？

此类疾病出院后应继续抗感染治疗，继续口服利奈唑胺片 200mg（q.8h.）4 ~ 6 周，以防止感染反复。并观察伤口敷料及周围皮肤情况，若伤口敷料出现渗出，应及时到正规医院进行换药，若周围皮肤红肿，皮温高应立即医院就诊，观察患肢感知觉、肢端血运及活动情况，如出现肢体疼痛、麻木、无感知觉或感知觉异常，趾端苍白湿冷等异常情况应及时就医，每周复查血常规及红细胞沉降率，数值超过正常范围应及时医院就诊。

专科知识

儿童骨髓炎的外科手术指征：急性血源性骨髓炎可根据年龄分为新生儿、儿童和成人骨髓炎。儿童骨髓炎（AHO）外科手术指征：根据儿童骨髓炎感染进展速度或抗菌药物治疗 2～4 天临床症状改善不明显、MRI 显示骨髓腔内异常信号或存在骨膜下脓肿（≥2mm）时进行外科手术清创引流。目前关于儿童 AHO 手术时机的确定尚无循证依据。如果早期得到诊断，并及时给予有效抗菌药物，高达 90% 的病例保守治疗有效，无须外科手术治疗。基于专家经验，清除感染灶对感染控制及临床改善非常重要。尽快控制所有已确定的感染源，但最终外科干预的紧迫性和时机取决于疾病的严重程度、临床进展的快慢、单纯抗菌药物治疗的疗效反应。另外还应考虑感染灶脓肿的大小。专家建议骨膜下脓肿≥2mm 或 MRI 显示骨髓腔内异常信号合并骨膜下脓肿亦为手术指征。术中留取组织或脓液送检涂片及细菌培养，同时留取备份标本以备病原未明确病例，进一步进行病原分子生物学检测。目前国内的研究显示持续冲洗结合负压封闭引流（VSD）治疗儿童急性血源性骨髓炎效果理想，可以缩短康复时间、减少换药及手术次数，值得临床推广应用。

评价

骨髓炎患儿除炎性病灶外还伴有局部或全身症状，应密切观察患儿的神志及生命体征的变化，防止并发脓毒血症、感染性休克及缺血性坏死等。患儿持续 VSD 冲洗治疗，应密切关注管路情况，防止管路打折、扭曲及脱出，保证有效冲洗、严格记录出入量，动态观察冲洗液颜色及性状。住院期间长期使用抗感染药物辅助治疗，应密切关注药物使用效果及不良反应，定期监测肝肾功能。儿童骨髓炎经及时、适当的治疗，临床治愈率高。然而，如果治疗不当或延迟，可能会导致不良结果，并发展为慢性骨髓炎，而出现各种后遗症。

案例二　先天性高位肩胛

┌ 病例介绍 ┐

一般资料：患儿，女，5岁，学龄前期。

主诉：生后发现双肩不对称。

现病史：患儿出生后发现双肩不对称，未予重视，故未诊治。3年前自觉双肩不对称明显，左肩高于右肩，遂就诊于当地医院，诊断为高位肩胛，建议手术治疗，考虑患儿年龄较小及麻醉风险，家长选择保守治疗，今为进一步治疗入院就诊，门诊以"先天性高位肩胛"收入院。

入院查体：T 37℃，P 100 次 /min，R 24 次 /min，BP 95/53mmHg，身高 135cm，体重 24.2kg，患儿步入病房，左肩高于右肩，背部平视左侧肩胛骨下较明显高于右侧，左颈部饱满，颈短而粗，肩颈线较小，弧度平坦，左肩关节伸展、内收范围较右侧小，左肩上举受限，双肩活动时未诉有疼痛，脊柱及双下肢活动无明显受限及畸形。

实验室及其他检查：

CT 检查示：左侧肩胛位置高，上缘达颈 5 水平，部分椎骨融合良好，可见肩椎骨。余胸椎未见明显异常。双侧胸廓结构大致对称，肋骨未见明显畸形。

诊疗经过：入院后完善术前检查及术前功能锻炼，入院第 2 天行术前准备，入院第 3 天在全麻下行左侧锁骨切断＋肩胛下移术，术后安返病室，生命体征平稳，患肢弹力绷带固定，患侧肢体指端血运活动好，Braden-Q 压力性损伤评分 21 分，视觉模拟评分法（VAS）疼痛评分 4 分。保持止痛泵有效泵入，同时遵医嘱应用快速康复理念联合应用布洛芬注射液缓解疼痛，用药后疼痛复评 1 分，遵医嘱继续给予抗生素输注，防止伤口感染。术后第 1 天指导患儿早期进行功能锻炼，防止术后并发症的发生，术后第 3 天复查血常规、生化全项后结果均显示正常，停止抗生素输注，术后第 7 天给予换药，伤口敷料洁，弹力绷带固定好，遵医嘱出院。

问题

1. 该患儿高位肩胛术后最严重的并发症是什么？应如何避免患儿并发症的发生？

高位肩胛术后最严重的并发症为臂丛神经损伤。

术后护士应密切观察患肢皮肤温度、颜色、毛细血管充盈时间，检查患侧肢体手的握力，询问有无麻木感。如患儿诉手指麻木，但手指能活动，握力较健侧稍差，则考虑为局部组织肿胀压迫臂丛所致，给予松解弹力绷带压力、按摩患肢，促进患肢静脉回流以消肿，患儿术后 2～3 天手指麻木感可消失。

2. 患儿术后应用弹力绷带固定患侧肢体，应如何预防皮肤压力性损伤？

患儿术后回室，患肢弹力绷带呈功能位固定，注意在使用弹力绷带包扎过程中需要保持切口平整，绷带包扎的松紧程度适中，避免影响患儿血液循环。患儿年龄小，皮肤薄且敏感易破溃，且皮肤长期受压，所以在使用弹力绷带时应注意内部应垫柔软吸汗的纯棉纱布，手腕部可贴硅酮泡沫敷料保护。

3. 该患儿术后应如何进行功能锻炼？

术后第 1 天可指导患儿进行患肢屈指、握拳及伸屈腕关节的活动，每天 3～4 次，每次 5～10 分钟，可以预防关节粘连，促进患肢血液循环，减轻肿胀。术后 2 周拆除弹力绷带后指导患儿进行功能锻炼，包含被动外展患侧肩部，每天 3～4 次，每次 10～20 分钟，并逐日增加运动的次数和摆幅；主动外展患侧肩部和升降肩胛练习，增加肌肉伸展力；被动活动肩肱关节和肩肋关节，以增加关节活动范围，并逐渐增加上举内旋、内收活动。功能锻炼应循序渐进，并指导家长共同参与。

4. 患儿术后饮食护理应注意哪些？

患儿术后由于弹力绷带固定，胃肠蠕动受抑制，肠腔内积气过多，易出现腹胀。术后应鼓励患儿早期下床活动，促进肠蠕动；指导患儿不要进食产气食物，少食多餐，避免过度饱胀引起恶心、呕吐，饮食中适当增加瘦肉、鸡蛋、水果、蔬菜等高蛋白、高热量、高维生素等富含营养的饮食；还应避免进食过热的食物，以免因弹力绷带缠绕躯干致出汗过多引起皮肤损伤。

┌ 专科知识 ┐

先天性高位肩胛根据 Cavendish 分级标准可分为几级？其临床表现有哪些？

按畸形程度可分为四级。

一级：畸形很轻，双侧肩关节在同一平面，畸形不明显。

二级：畸形轻，双侧肩关节在同一水平或接近同一水平面，患者穿衣后可看出畸形。

三级：畸形中等，患侧肩关节高于健侧 2～5cm，畸形很容易看出。

四级：畸形严重，患侧肩关节明显高于健侧。

先天性高位肩胛的手术指征？最佳手术年龄是多少？

手术指征为外观畸形明显、功能障碍较为严重的患儿。

最佳手术年龄以 3～7 岁时手术效果较好。年龄太小则不能耐受手术。8 岁以后手术易引起臂丛神经牵拉而造成损伤。

┌ 评价 ┐

先天性高位肩胛为较少见的一种先天畸形。患侧肩关节高于健侧，患肢上臂外展活动受限。早诊断早治疗是本病的防治关键，以 3～7 岁时手术效果较好。但年龄越小，护理难度越大，术前需做好患儿及家长的心理护理及完善术前准备，术后的护理重点是病情观察，及早发现并发症并有效处理，同时正确指导患儿早期行肩部主动、被动的功能锻炼，同时指导家长共同参与，对恢复和改善功能具有极其重要的意义。

案例三　先天性脊柱侧凸半椎体畸形

┌ 病例介绍 ┐

一般资料：患儿，男，4 岁，学龄前期。

主诉：X 线片示脊柱畸形 1 年余。

现病史：患者于 1 年前因"上呼吸道感染"行胸部 X 线检查发现脊柱畸形。后背无明显弯曲、后凸畸形，无红肿、疼痛，无关节活动受限、疼痛，活动耐受，无运动后气短，无心悸，无下肢麻木及走路不便，遂就诊于当地医院，诊断脊柱侧凸，今为进一步治疗来本院就诊，门诊以"脊柱侧凸"收入院。

入院查体：T 36.6℃，P 100 次 /min，R 24 次 /min，BP 98/52mmHg，身高 102cm，体重 14.9kg，患儿步入病房，未见明显跛行；患儿左肩稍高于右肩，脊柱于腰段向左弯曲，左腰部稍突出；骨盆倾斜，右侧高，平卧位，双下肢等长，Alice 征（-），直腿抬高试验（-），双下肢肌力Ⅴ级、肌张力正常。全身皮肤未见皮肤牛奶咖啡斑，未见皮毛窦。腹壁反射正常引出，双侧膝跳反射正常，双侧巴宾斯基征（-）。

实验室及其他检查：

CT 检查示：T_{12} 左侧半椎体，L_4 裂椎，L_5 以下椎板欠规则。脊柱以 T_{12} 为中心向左侧凸弯曲。

诊疗经过：入院后完善术前检查及术前功能锻炼，入院第 2 天行术前准备，入院第 3 天在全麻下行脊柱后路半椎体切除矫形植骨融合内固定术，患儿安返病室，生命体征平稳，遵医嘱制动，双下肢活动好；遵医嘱给予抗生素治疗；Braden-Q 压力性损伤评分 21 分；VAS 疼痛评分 4 分，保持止痛泵有效泵入，同时遵医嘱应用快速康复理念联合应用布洛芬注射液缓解疼痛，用药后疼痛复评 1 分，术后 6 小时给予左右交替卧位，防止皮肤压力性损伤；术后第 1 天遵医嘱拔除留置导尿管，患儿自行排尿畅；术后第 3 天复查血常规、生化全项后结果均显示正常，停止抗炎药物输注，术后第 6 天制作支具背心，于术后第 7 天携带支具背心顺利出院。

┌ **问题** ┐

1. 该患儿入院后术前适应性训练有哪些？应如何正确进行？

患儿入院后术前适应性训练包括：呼吸功能训练、唤醒试验训练、床上大小便训练。

①呼吸功能训练：叮嘱患儿及家长每天进行吹气球、深呼吸及咳痰功能训练，每天两次，每次 15～20 分钟，目的是让肺叶充分膨胀，以增加肺泡表面张力，增加肺活量，提高肺功能，掌握有效咳痰方法，防止术后肺部坠积性肺炎的发生；②唤醒试验训练：术前教会患儿做唤醒试验，即听从医生、护士的口令进行患肢手指的活动，便于术中、术后及时发现神经功能异常；③大小便训练：避免患儿术后长期卧床，导致大小便习惯性改变，让患儿提前进行卧床大小便适应性训练，以防术后出现尿潴留或便秘的情况。

2. 脊柱矫形术后最严重的并发症是什么？应如何避免患儿并发症的发生？

脊柱矫形术后最严重的并发症是神经功能损伤。

术后 24 小时内每小时观察记录双下肢活动情况、是否有大小便失禁现象，24 小时后每 2 小时观察记录 1 次，48 小时后每 4 小时观察记录 1 次。如出现肢体肌力下降、麻木、疼痛、感觉运动功能障碍、大小便失禁等应立即报告医生协助处理。避免因不当的翻身方法造成内固定器移位压迫脊髓，术后 6 小时护士应采取轴线翻身方法为患儿翻身，翻身时要注意保持头、颈、肩、腰、髋处于在同一水平线，并在翻身前后观察患儿双下肢情况。

3. 术后如何正确进行疼痛护理？

由于手术创面大，剥离深，半椎体切除的同时又有金属内固定物植入，所以患儿术后会出现疼痛情况，应正确评估患儿伤口疼痛等级，给予相应护理措施。此患儿术后疼痛评估为 4 分，为中度疼痛，在保持止痛泵有效泵入的同时，遵医嘱应用快速康复理念联合应用布洛芬注射液 0.4g 静脉输注，一天 3 次，使用期限为术后 3 天。在此期间，应保持留置针通畅，勿打折、勿受压及扭曲。可辅助给予听音乐、看动画片转移注意力等非药物疗法。保持病室安静，操作集中进行。

4.　患儿术后如何正确进行皮肤护理?

患儿麻醉清醒后取左右侧卧位，每 1~2 小时轴线翻身一次，避免伤口受压及侧卧位时局部长时间受压，翻身时动作轻柔，避免拖拉拽，取侧卧位时后背垫以卧位垫支撑脊柱；保持患儿皮肤干燥清洁，床单位平整，肩胛部、髋部等骨隆突出处给予硅酮黏胶泡沫敷料保护；还应保证患儿营养，每天摄入足够的蛋白质及维生素。

5.　患儿出院时应如何进行宣教?

出院后仍需观察患儿伤口、双下肢活动及感知觉情况，坚持佩戴支具及功能锻炼，支具应卧床穿脱，不可站立穿戴，运动量酌情递增；术后 3 个月内禁止抬重物，早期不做弯腰屈伸及旋转动作，尽量减少脊柱活动；术后 1 个月、3 个月及 6 个月定期门诊复查，如有不适，如背部有异常凸起或疼痛，随时就诊。

┌ **专科知识** ┐

治疗原则

保守治疗：支具治疗是目前最有效的方法。其目的为控制弯曲、预防进展、延缓或避免手术，适应于 Cobb 角 20º~30º 的特发性脊柱侧弯。

手术治疗：适应于 Cobb 角超过 40º，保守治疗失败或腰背疼痛的患儿。手术的目的一是控制进展、改善外观、从三维角度恢复躯干平衡，使之不再恶化；二是矫正部分畸形以改善心肺功能。

肌力等级

根据肌力的情况，将肌力分为以下 0～5 级，共 6 个级别。

0 级：完全瘫痪，测不到肌肉收缩。

1 级：仅测到肌肉收缩，但不能产生动作。

2 级：肢体能在床上平行移动，但不能抵抗自身重力，即不能抬离床面。

3 级：肢体可以克服地心引力，能抬离床面，但不能抵抗阻力。

4 级：肢体能做对抗外界阻力的运动，但不完全。

5 级：肌力正常。

┌ 评价 ┐

先天性半椎体畸形早发现、早手术治疗已成为趋势。未发育成熟的先天性脊柱侧弯有一定的局部柔韧性，早期手术不仅能取得及时纠正，而且还能提高近期甚至远期的手术疗效。但年龄越小，护理难度越大，因此，要求护理人员不但要掌握脊柱手术的护理常规，还应掌握低龄儿童术后专科护理及并发症的预防，认真观察，实施各项护理措施，积极预防并发症，促进患儿早日康复。

▇ 案例四　骨筋膜室综合征

┌ 病例介绍 ┐

一般资料：患儿，男，5 岁，学龄前期。

主诉：右肘部摔伤后肿痛、活动受限 3 天。

现病史：患儿于 3 天前摔伤右肘部，当地医院给予手法复位，石膏固定，1天前家长观察患侧手指活动欠佳，手指感觉减退，就诊于本院急诊，急诊以"右侧肱骨髁上骨折；骨筋膜室综合征"收入院。自伤后患儿精神反应好，饮食可，大小便正常，夜间睡眠稍差，间断诉患肢疼痛。

入院查体：T 36.2℃，P 78 次 /min，R 20 次 /min，BP 110/68mmHg，拆除石膏后可见右肘部肿胀、畸形，触痛（＋），皮温高，皮肤张力明显增高，上臂前外侧大面积张力性水疱，远端手指无自主活动，手指位置觉（－），触觉（＋），无麻痹、感觉异常，桡动脉搏动弱。上肢皮肤苍白，手指末梢凉，呈暗紫色。

实验室及其他检查：

快速 C- 反应蛋白 178mg/L（≤ 8mg/L）；白细胞 16.9×10^9/L（4×10^9 ~ 10×10^9/L），中性粒细胞 12.19×10^9/L（1.4×10^9 ~ 6.5×10^9/L）；肌酸激酶 10 999U/L（25 ~ 200U/L），乳酸脱氢酶 595U/L（100 ~ 295U/L），天冬氨酸转移酶 144.8U/L（5 ~ 40U/L）。

行右前臂筋膜室内压力测定，尺桡骨近端筋膜室压力粗测为 20cmH₂O，远端筋膜室压力粗测为 30cmH₂O。

诊疗经过：入院后立即完善术前检查及准备，给予快速脱水治疗，静脉抗炎预防感染，监测患儿伤侧指端末梢血运、活动情况及血氧饱和度。于入院当天急诊行右上肢切开减压、负压封闭引流（VSD）植入术 + 右肱骨髁上骨折切开复位克氏针内固定术。术后密切关注右上肢活动及感知觉情况，继续抗感染治疗、VSD 持续冲洗。为预防骨筋膜室感染、VSD 管路堵塞，于入院后第 8 天、第 18 天及第 25 天行右上肢清创 + VSD 置换术，清除坏死组织，术后均给予持续 VSD 冲洗，抗生素抗感染治疗，营养及对症治疗。于入院第 32 天行 VSD 拔除术 + 清创缝合术，术后加强伤口换药，预防创面感染，可见右前臂及右手肿胀好转，双上肢皮温基本一致，右手中指、环指、小指及手腕稍有背伸运动，右手及前臂触觉痛觉较前好转，继续口服营养药物，于入院第 40 天患儿出院。

问题

1. 该患儿入院后病情观察的要点是什么？

患儿入院后打开石膏固定可见张力性水疱的形成，注意观察局部及全身的临床表现。应严密观察患儿体温、血压、脉搏、呼吸、神志等生命体征的变化，动态观察白细胞、红细胞沉降率、肾功能、尿中肌球蛋白等化验指标。如发生异常情况，及时通知医生进行处理。观察患肢的疼痛、肿胀、感觉及肢端血液循环，皮肤温度的降低，皮肤呈苍白、发绀、大理石花纹等色泽改变是肢体缺血的客观评价指标之一。应及时报告医生做好早期减压的准备。监测远端脉搏搏动及毛细血管充盈时间，因受累间隔内肌力减弱、组织肿胀，都会使动脉与皮肤距离增大，脉搏相对减弱，若出现脉搏消失，则可能是血管损伤或晚期骨筋膜室综合征导致动脉闭塞。

2. 根据病情进展如何进行患肢的肢体摆放？

根据患儿不同情况调整肢体位置，当肢体皮肤颜色为青紫色，表明肢体静脉回流障碍，需抬高肢体 15°～30°，以利于静脉回流，同时抬高时间不宜过长，以防止供血不足。而当肢体皮肤颜色为苍白色时，则表明肢体动脉供血不足，应放平肢体，注意观察皮肤的颜色、感觉、皮温等。切开减压后的肢体不应加压包扎和抬高，防止大量坏死组织产生的毒素进入人体循环，引起脏器功能衰竭等严重并发症。

3. 患儿病情不及时干预会出现何种并发症？如何预防性护理？

可发生毒血症、酸中毒、严重者可导致急性肾衰竭。这是由于挤压导致骨筋膜室综合征的患儿，患肢血流未完全阻断，大量血浆和体液渗出血管，出现低血压和休克，坏死组织释放大量肌球蛋白和钾离子等，可引起毒血症、酸中毒和急性肾衰竭，时间越长，上述病理改变越明显，发生肾衰竭概率增大，并严重影响心脏功能，可能发生心律不齐，导致循环衰竭。

在临床护理中应严密观察患儿的临床表现，准确记录尿量，观察尿液性质，监测血指标的变化，如肌红蛋白、肌酐等。术前患肢勿抬高，避免坏死组织吸收入血导致肾衰竭。准确记录出入量。必要时遵医嘱应用利尿脱水药物，注意观察药物不良反应。

4. 针对 VSD 引流应如何进行护理？

首先应正确连接负压引流装置，保持引流管通畅。①无菌条件下连接引流管与负压引流瓶，检查负压引流管与接头连接是否严密，确保中心负压吸引通畅。保持引流瓶低于伤口 40 ~ 60cm 位置，避免引流液逆流感染。②保持恒定有效的持续负压引流：持续有效的负压吸引是治疗成功的关键，也是护理的重点内容。中心负压值一般维持在 125 ~ 450mmHg（1mmHg = 0.133kPa），并需要维持恒定。负压有效的标志是 VSD 敷料明显瘪陷，薄膜下无液体积聚。③引流液的观察：注意观察每天引流液的量、颜色、性状，出入平衡并做好记录。如果引流液为鲜红色血性液体且持续增多，提示止血不彻底或有活动性出血，应报告医生及时处理。④管路的护理：避免坐起或翻身造成引流管脱出。更换引流同时先用止血钳夹闭引流管，关闭负压源，更换引流瓶，将引流瓶各部位连接紧密，松开钳夹，打开负压源，观察负压源有无漏气。在操作过程中严格执行无菌操作技术，其间引流管始终不能高于创面。翻身及搬运时注意保护引流管，避免扭曲，受压，折叠或滑出。

5. 出院后如何指导患儿进行功能锻炼？

肢体功能的早期恢复是治疗及护理的重点。早期可做局部肌肉的等长收缩运动，待疼痛缓解后尽早进行受累及邻近关节的主动不负重功能锻炼。尽早进行关节的被动功能锻炼，配合理疗，积极恢复关节功能，防止肌肉萎缩。锻炼次数应遵循由少到多，幅度由小到大，时间由短到长的原则，并应根据具体情况，决定负重锻炼的时间。

┌ 专科知识 ┐

骨筋膜室综合征的典型症状

（1）创伤后肢体持续性剧烈疼痛，且进行性加剧，为骨筋膜室综合征最早期的临床症状。

（2）手指或脚趾呈屈曲状态，肌肉力量减弱。

（3）患肢表面皮肤略红，温度稍高，肿胀，有严重的压痛，触诊可感到室内张力增高。

（4）远侧脉搏和毛细血管充盈时间正常。随着缺血加重，发展为缺血性，肌挛缩和坏疽，可出现 5P 征：①疼痛转为无痛；②苍白或紫绀、大理石花纹；③感觉异常；④肌肉瘫痪；⑤无脉。

┌ 评价 ┐

骨筋膜室综合征是一种进行性发展的疾病，致残率极高。此类患儿入院后应立即打开石膏或支具，充分减压，严密观察局部及全身的临床表现。护理人员应严密观察病情发展情况，预见性对症实施指导及有效的护理措施，持续 VSD 冲洗治疗，需保持

VSD 创面的无菌，防止继发感染。应密切关注管路情况，防止管路打折、扭曲及脱出，保证有效冲洗、严格记录出入量，动态观察冲洗液颜色及性状。观察创面渗液情况，保证足够的输液量，注意电解质变化，避免肾衰竭等并发症发生。

案例五　髋关节脱位

病例介绍

一般资料：患儿，男，2 岁 6 个月，幼儿期。

主诉：发现走路姿势异常 1 月余。

现病史：患儿 1 个月前无明显诱因出现走路姿势异常，一周前患儿就诊于骨科门诊，行双髋关节正位片，提示双髋关节脱位，门诊以"髋关节脱位"收入院。自发病以来，患儿精神状态良好，体力情况良好，食欲食量好，睡眠情况良好，体重正常。

入院查体：T 36.2℃，P 114 次 /min，R 22 次 /min，BP 94/58mmHg，患儿双下肢不等长，Alice 征（ + ），双下肢轻度外旋，双髋屈曲位外展受限，最大外展为 70°，左右川德伦堡试验（ + ），余关节活动无异常。

实验室及其他检查：

CT 平扫 + 重建：双侧股骨头位于髋臼外上方，双侧髋臼浅平，双侧髋臼窝内可见脂肪密度影及软组织密度影，双侧股骨颈干角稍著，右侧为著。

诊疗经过：经过查体及辅助检查后，患儿诊断为双侧髋臼发育不良，双侧髋关节脱位。

入院后立即完善术前检查及术前模拟训练，入院第 3 天全麻下行右侧髋关节脱位切开复位术 + 骨盆股骨截骨术 + 内收肌切断 + 石膏固定术，术后安返病室，生命体征平稳，右单髋人字石膏固定，右足趾末梢血运活动好，右足背动脉搏动可，术后留置尿管。遵医嘱给予抗感染、镇痛等药物治疗，Braden-Q压力性损伤评分21分。术后第2天患儿诉伤口疼痛，哭闹，VAS疼痛评分4分，保持止痛泵有效泵入，遵医嘱给予患儿口服镇痛药物，一小时后疼痛缓解。术后第3天拔除尿管，可自主排尿，保持石膏干燥、清洁，指导患儿进行主动及被动功能锻炼方式，复查双髋正位片示右侧矫正基本满意，于术后第7天佩戴右单髋人字石膏顺利出院。

┌ **问题** ┐

1. 术前应针对性地进行哪方面的模拟训练？

术前完成模拟训练对提高患儿术后康复依从性至关重要，术前指导家长对患儿进行床上大小便、深呼吸、有效咳嗽、股四头肌及小腿肌群的等长收缩、足背伸、下肢自主抬高练习、翻身训练等指导，可保证术后康复训练能正确、及时进行。

2. 患儿术后石膏固定，覆盖范围广，儿童易出现石膏固定不耐受，此时应如何护理？

由于石膏透气性差，使皮肤汗液不能正常排出，佩戴石膏后的不适感会让患儿的依从性变差，影响石膏固定作用，因此针对此类患儿应观察患儿有无胸闷、气促、腹部及背部压痛等石膏压迫症状，肢体远端的血液循环情况；每班检查石膏有无变形、折裂、松动、脱落及石膏边缘或骨突部位有无红肿、摩擦等早期压力性损伤表现。保持石膏清洁干燥，勿向石膏中塞异物。石膏边缘若过于粗糙摩擦皮肤，应及时修整。做好大小便护理，防止浸湿、污染臀部周围的石膏。为避免患儿局部皮肤长期受压，每1～2小时翻身一次，重点关注会阴部皮肤，避免引起局部水肿。

3. 患儿术后如何进行饮食护理？

由于患儿平卧及俯卧位交替，胃肠蠕动减弱，易引起腹胀和便秘，饮食以清淡易消化食物为主，循序渐进喂食。术后患儿主诉腹部石膏过紧或发生恶心、反复呕吐的症状，应警惕发生石膏综合征，及时行石膏开窗。患儿饮食以少食多餐为宜。

4. 为指导患儿出院后正确进行功能锻炼，应如何进行宣教？

（1）石膏固定期（手术至术后6~8周）：患儿术后多采用髋人字石膏固定，或采用髋人字支具固定，其目的是维持股骨头同心圆复位，促进股骨头及髋臼发育。本阶段由于腰臀部及髋膝关节固定，患儿不能完成屈髋、屈膝运动，因此功能训练以按摩、股四头肌等长收缩训练、足趾关节活动为主。

（2）拆除石膏后期（术后6~8周至术后3个月）：本阶段主要目标为恢复髋关节屈曲功能，均为非负重训练，禁止患儿跪、站立、行走，以免发生股骨头坏死。避免患儿患肢内收、外旋、盘腿动作，避免摔伤致髋关节再脱位或骨折，如果训练过程中发生髋部疼痛、肢体短缩、畸形等再脱位的异常表现应及时就医，由专业医生进行处理。

（3）下地行走期（术后3~4个月）：复查X线片，髋臼覆盖股骨头，形成稳定、同心圆复位的髋关节，可由医生告知后下地负重行走。下地行走可先从足尖到足前掌再到全足，先让患儿扶床或扶墙行走，2周后拄拐杖行走，4周后独自行走，逐渐增加行走时间。同时为了安全，训练时应有家长保护。患儿能独立行走后逐渐参加骑自行车、游泳运动及步态恢复性练习，2年内不行跳舞等剧烈活动。

专科知识

发育性髋关节发育不良（DDH）是较常见的先天性畸形，股骨头在关节囊内丧失其与髋臼的正常关系，以致在出生前及出生后不能正常发育。

治疗原则

新生儿期的治疗：首选方法是帕夫利克（Pavlik）挽具。指征是存在髋脱位、通过 Ortolani 试验可以复位者。对于 Barlow 试验阳性者也应进行治疗。对于临床检查正常而超声有异常发现者，应密切观察，6 周后再行超声检查，仍然有异常者应该进行治疗，特别是格拉夫（Graf）Ⅲ或Ⅳ类髋。

婴儿期（1～6个月）的治疗：该年龄段，Pavlik 挽具仍是首选的治疗方法。每周复查，进行临床和超声评价。如果 3～4 周后未达到复位，则停用挽具。如果获得复位并稳定，则应继续使用 6 周，然后改用外展架，总疗程 6 个月左右。

6个月到 2 岁患者的治疗：与原始治疗失败者处理方式相同。治疗目的是获得并维持髋关节复位而不损伤股骨头。经过前期牵引后采用闭合复位或切开复位。

2岁和 2 岁以上患者的治疗：该年龄段股骨头通常处于更高位，肌肉挛缩也更重。过去多采用术前骨牵引，但实践证明，短缩股骨更为重要，可改善结果并减少并发症，同时需要Ⅰ期进行改变髋臼方向的截骨术，如索尔特（Salter）或彭伯顿（Pemberton）手术。

评价

髋关节脱位患儿年龄较小，在治疗过程中难免出现胆怯、焦虑、不安等情绪，术后常因不易掌握锻炼方法或因疼痛而不能很好地配合康复训练。通过术前模拟训练，提高患儿康复训练依从性。由于患儿术后佩戴石膏，随时观察有无石膏压迫症状，保持石膏干燥清洁，防止发生石膏综合征。术后发生疼痛时及时进行疼痛评估，根据评估结果应用止痛药物，减轻因疼痛引起的应激反应。在治疗及护理过程中与患儿建立良好关系，多与患儿交流，多关心鼓励患儿，通过积极与患儿进行沟通交流获取其信任，使患儿能够按照要求的方法进行功能训练，促进术后康复。

案例六 四肢骨折

病例介绍

一般资料：患儿，男，12 岁，学龄期。

主诉：2 天前玩滑板时从台阶摔下，摔伤左上肢及左下肢。

现病史：患儿于 2 天前公园内玩滑板时从二层台阶上摔下，左侧身体着地，摔伤后患儿左上肢及左下肢疼痛剧烈，局部肿胀畸形。就诊于医院急诊，以"左侧肱骨远端骨折、左侧股骨干骨折"收入院治疗。自伤后患儿精神反应好，体力情况良好，食欲食量一般，睡眠欠佳。

入院查体：T 36.4℃，P 86 次 /min，R 22 次 /min，BP 96/54mmHg。患儿左上臂畸形明显、肿胀，左肘部活动受限，上肢皮肤颜色正常，左前臂及肘部支具固定中，左手稍肿胀，指端血运循环好、活动好。左下肢肿胀畸形，夹板固定良好。左下肢无自主活动，查体不配合，足部皮肤颜色好，足背动脉可扪及搏动，肢端感觉、血运正常。左上肢及左大腿触痛（ + ）。

实验室及其他检查：

左肘关节 CT 平扫＋重建：左侧肱骨远端外侧髁骨折，累及骺板。

左股骨CT平扫＋重建：左侧股骨中断粉碎性及螺旋形骨折。

诊疗经过：入院后完善手术前相关检查及术前准备工作。左上肢继续夹板制动，左下肢予皮牵引治疗。入院后第3天全麻下行左肱骨外髁骨折切开复位克氏针内固定术＋左股骨干闭合复位外固定架固定术。术后监测生命体征、吸氧。保持患肢功能位，观察患肢血液循环、感知觉，以及外固定架固定效果。静脉滴注抗生素抗感染治疗、20%甘露醇100ml快速静脉滴注，减轻水肿。于手术后第2天复查X线片示左上肢肱骨髁上骨折位置对位良好，左上肢石膏固定好，外露指端活动好，血运畅；左股骨干骨折位置对位良好，患肢稍肿胀，足趾活动好，感知觉正常；外固定架处伤口敷料清洁，无渗出。术后第4天出院，定期门诊复查。

问题

1. 该患儿入院后病情观察的要点是什么？

患儿入院时左上肢肿胀明显，予支具固定，此时应密切观察患肢肢端血液循环情况、注意手部皮肤温度、颜色、感觉及手指活动情况。如左上肢出现疼痛剧烈，肿胀严重，手部皮肤颜色青紫或苍白，手指麻木、不能活动和无脉搏，应警惕骨筋膜室综合征的发生。左下肢给予皮牵引治疗，此时应重点观察左下肢患肢皮肤颜色、皮温及感知觉情况，定时测量足背动脉搏动是否减弱或消失，是否伴有神经损伤。

2. 术前进行下肢皮牵引治疗的目的是什么？护理要点都有哪些？

皮牵引是术前纠正患儿下肢关节畸形、减轻肿胀、缓解疼痛而采取的治疗方法。根据患儿年龄、体重选择适当的牵引重量，下肢牵引时维持患肢在屈髋、外展、外旋位，能达到手术前良好的骨折断端的复位和对线效果。

牵引时将患肢软枕抬高，足跟悬空，抬高床尾 10 ~ 15cm。牵引时患儿采取平卧位。由于患儿天性好动，依从性差，且下肢疼痛等因素造成无法很好配合牵引治疗，导致皮肤牵引失败。因此需经常检查牵引装置是否连接正确、稳固，力线正确、松紧度适宜；牵引锤悬空，不得接触地面或靠在床挡上，重量准确，牵引绳在滑槽内，牵引滑轮灵活。保持牵引绳与被牵引肢体纵轴方向一致，如出现牵引方向偏移、牵引带松散或脱落等问题应及时调整或重新包扎，保持有效持续的牵引。注意牵引带有无松散或脱落；倾听患儿主诉，了解足趾末梢循环、感觉、运动功能情况，避免压迫腓总神经；定期测量下肢长度，观察肢体肿胀、活动及血液循环情况，并与健肢比较。牵引期间还应勤观察受压部位皮肤有无红肿、水疱，保持床单位平整、清洁、松软度适宜，骨隆突处给予凝胶垫或硅酮黏胶泡沫敷料；在皮牵引过程中注意有无过敏性皮炎发生和皮肤的损伤。

3.　下肢牵引时进行踝泵运动有什么意义？

下肢骨折手术前为预防下肢深静脉血栓发生，需要进行踝泵运动，以促进血液循环、防止血栓，对于卧床及手术前后的功能恢复有至关重要的作用。早期多鼓励患儿做足趾的自主活动、足踝关节背伸、股四头肌收缩活动。

4.　上肢骨折术后如何观察与护理？

术后将患儿左上肢抬高，有利于静脉回流，减轻水肿症状。保持石膏清洁干燥，勿往石膏中塞异物。加强对石膏边缘及骨突处皮肤的观察，石膏边缘如过于粗糙摩擦皮肤，应及时修整。观察伤口处石膏有无渗血，给予标记或记录。如渗血面积扩大需及时报告医生处理。做好患肢血液循环、感觉运动评估。仰卧位时在前臂下方垫软枕，保持肱骨与心脏平齐，可健侧卧位。站立位时给予吊带悬吊保持贴胸固定；观察患肢有无出现垂腕、掌指关节及拇指不能背伸、前臂旋后障碍及手背桡侧皮肤感觉减退等神经损伤的表现。

5. 患儿下肢骨折术后给予外固定架固定，最易发生的并发症是什么？如何给予预防性护理？

下肢外固定架术后易发生针道渗液、感染、螺钉松动、压力性损伤。在护理时应观察针孔处有无血肿、渗液，皮温有无异常。注意保持针道处清洁干燥，及时清理渗出物。每天使用酒精进行针道处消毒。观察患肢外固定架固定装置有无偏移，定时检查螺丝，螺杆有无松动。给予患儿舒适卧位，避免局部皮肤压迫。平卧位时可将患肢抬高 15～20cm，下垫软垫，足跟部悬空。维持患肢功能位，减少手术后外固定架及骨折断端摩擦引起的疼痛。同时应及时观察易受压部位皮肤情况，骶尾部可给予泡沫敷料或凝胶垫保护。

6. 骨折术后如何进行功能锻炼？

上肢骨折术后在无不适的前提下，即可开始功能训练。如上肢复位及固定后第 0～3 周可以做握拳、屈伸手指练习，逐步增加腕关节屈伸练习。第 2～3 周增加肩肘关节助力训练，包括肩屈、伸、内收、外展与耸肩，并逐渐增加其运动幅度。

下肢骨折在麻醉清醒后即可循序渐进行功能锻炼，以促进局部血液循环，防止肌肉萎缩、关节僵硬，功能锻炼是治疗骨折的重要组成部分，可使患肢的功能恢复。术后第 2 天可进行股四头肌的等长收缩训练，每天反复练习数十次。术后 3～5 天，可以逐渐进行小范围的主动伸、屈膝练习。以后逐渐增加运动量，以促进局部血液循环，防止肌肉萎缩。

⌐ 专科知识 ⌐
儿童上肢肱骨髁上骨折常见的分型

1. 伸直型　儿童有手着地受伤史，肘部出现疼痛、肿胀、皮下瘀斑，肘部向后突出并处于半屈位，应想到肱骨髁上骨折的可能。检查局部明显压痛，有骨摩擦音及假关节活动，肘前方可扪到骨折断端，肘后三角关系正常。通常是近折端向前下移位，远折端向上移位。在诊断中，应注意有无血管损伤，应特别注意观察前臂肿胀程度、腕部有无桡动脉搏动、手的感觉及运动功能等。

2. 屈曲型　受伤后，局部肿胀、疼痛，肘后凸起，皮下瘀斑。检查可发现肘上方压痛，后方可扪到骨折端。X 线片可发现骨折的存在及典型的骨折移位，即近折端向后下移位，远折端向前移位，骨折线呈由前上斜向后下的斜形骨折。合并血管、神经损伤者较少。

3. 肱骨髁上骨折的改良 Gartland 分型　①Ⅰ型损伤为无移位的骨折；②Ⅱ型损伤为肱骨后侧皮质相接触但骨折远端向前移位（前方骨折线位于肱骨小头前方），分为ⅡA 型和ⅡB 型：ⅡA 型为骨折没有旋转畸形或骨折块移位，而ⅡB 型骨折类型则有上述情况，骨折更为不稳定；③Ⅲ型骨折为斜行骨折合并严重的移位和旋转，皮质无接触的骨折移位类型。

⌐ 评价 ⌐

此患儿上肢合并下肢骨折，入院时左上肢肿胀明显，应严密观察肢端血运，注意手部皮肤温度、颜色、感觉及手指活动情况等，预防骨筋膜室综合征的发生。下肢骨折手术前进行皮牵引治疗时应观察患肢感觉运动及末梢血液循环情况，保证患儿有效持续的牵引。手术后患儿上肢石膏固定，保持石膏的清洁干燥，观察伤口处石膏有无渗血。下肢外固定架固定，应预防针道感染、螺钉有无松动。注意观察患肢末梢血运、感觉、运动等情况，同时骨折患儿多系意外受伤，伴疼痛、功能障碍，患儿及家长易产生恐惧、焦虑等心理，应适当安抚患儿及家长，使其积极主动地配合治疗，与家长及患儿建立良好的护患关系。

案例七　先天性肌性斜颈

┌ 病例介绍 ┐

一般资料：患儿，男，4岁，学龄前期。

主诉：头面部歪斜4年余。

现病史：患儿因生后发现头偏向左侧，左颈部有包块，触之质硬，4年前于医院就诊行保守治疗，未见好转，现为进一步治疗来医院就诊，门诊以"左侧肌性斜颈"收入院。

入院查体：T 36.8℃，P 98 次/min，R 22 次/min，BP 102/56mmHg，身高105cm，体重22kg。神志清楚，自主体位，头枕部向左侧倾斜，下颌转向右侧；双侧面部稍不对称，右侧饱满，左侧偏小；左侧颈部胸锁乳突肌呈条索样变。

实验室及其他检查：

B超示左侧胸锁乳突肌中下部呈梭形增粗，厚度增加，胸锁乳突肌前缘部分有团块状回声，团块大小不等，边界不清。

诊疗经过：入院后完善术前检查，入院第2天行术前准备，入院第3天在全麻腔镜下行胸锁乳突肌切断松解术，术后安返病室，生命体征平稳，遵医嘱给予沙袋压迫止血12小时，皮肤无压力性损伤；给予补液治疗；Braden-Q压力性损伤评分24分；数字评定量表疼痛评分3分，保持止痛泵有效泵入。术后第1天给予儿童饭，患儿食纳可，术后第 3 天行康复训练，术后第 6 天制作颈胸支具，于术后第 7 天佩戴支具顺利出院。

┌ 问题 ┐

1. 该患儿诊断为先天性肌性斜颈的依据是什么？

　　该患儿的主要诊断依据为两点。①主要症状和体征：头枕部向左侧倾斜，下颌转向右侧；双侧面部稍不对称，右侧饱满，左侧偏小；左侧颈部胸锁乳突肌呈条索样变，可触及橄榄样包块。②影像学资料：B 超示左侧胸锁乳突肌中下部呈梭形增粗，厚度增加，胸锁乳突肌前缘部分有团块状回声，团块大小不等，边界不清。

2. 斜颈术后最严重的并发症是什么？如何预防并发症的发生？

　　斜颈术后最严重的并发症是窒息。

　　术后持续沙袋压伤口至少 12 小时，需严密观察患儿伤口有无渗血，防止血肿压迫气管引起窒息，若有异常，及时报告医生处理。及时清除呼吸道分泌物及呕吐物，保持呼吸道通畅。术后常规给予鼻导管吸氧，氧流量速度为 1～2L/min。

3. 针对该患儿应如何进行术后功能锻炼？

　　为防止手术切口粘连复发，术后第 3 天，协助患儿做颈部牵拉运动。

　　方法一：护士按住患儿两侧肩部，将患儿头颈从患侧牵拉至健侧，直到健侧耳郭触及健侧肩部，每天 3～4 次，每次 15～30 分钟（或每天练习不少于 800 次）。

　　方法二：嘱患儿下颌由健侧转向患侧，尽量对准患侧肩部，做抬头牵拉颈部的动作，每天 3~4 次，每次 15~30 分钟（或每天练习不少于 800 次）。对于软组织挛缩严重者，经手术治疗后，继续头颈胸支具矫正 6 周，解除外固定后，需继续进行功能锻炼至少保持半年，以防止畸形复发。

4. 患儿出院时携带头颈胸支具的目的和注意事项有哪些？

目的：保持头颈部为中立位，保证手术效果或纠正习惯性斜颈姿势。

注意事项：①佩戴支具位置要准确，松紧度要适宜，与胸腰椎的生理曲度要相适应。②根据患儿病情，选择合适的支具。③指导患儿每天做深呼吸锻炼，可有效预防肺部并发症。④使用支具期间做好皮肤和饮食的护理，要保持皮肤的清洁干燥且饮食不可过饱。⑤合理保护支具，用温水或冷水加普通清洁剂将支具清洗干净，用毛巾拭干，或平放于阴凉处晾干备用；禁止使用强清洁剂用力清洗，更不可用吹风机吹干或在阳光下暴晒，以免变形，因变形后易造成受力点不准，达不到固定作用或导致皮肤受压破损。

┌ 专科知识 ┐

引起斜颈的原因有哪些？

导致先天性肌性斜颈的直接原因是胸锁乳突肌纤维化引起的挛缩与变短。但引起此肌纤维化的具体原因目前尚不清楚，存在多种观点和学说。可能与胎儿颈部在宫内扭转、供血不足，分娩时产伤等因素造成胸锁乳突肌缺血、水肿以致纤维化和挛缩有关。

斜颈治疗的方法有哪些？

1. 非手术治疗　适用于 1 岁以内尤其是 6 个月以内的患儿，90% 患儿可获得良好效果。局部手法按摩及牵拉，手法治疗应于出生后 2 周开始，且需缓慢轻柔。手法扳正时，需将下颌转向健侧，每天 3～4 次，每次手法前后，应按摩胸锁乳突肌或热敷。非手术治疗要坚持 3～6 个月，才有望矫正。

2. **手术治疗**　适用于 > 1 岁的患儿。采用胸锁乳突肌切断术或部分切除术、胸锁乳突肌延长术。

⌐ 评价 ⌐

斜颈是骨科常见的疾病，由一侧胸锁乳突肌挛缩所致，目前对本病尚无有效的预防措施，早发现、早诊断、早治疗是本病的防治关键。对于斜颈术后的患儿，护士应加强伤口护理，密切观察伤口敷料有无渗血的情况，同时要加强康复锻炼的指导，要针对不同年龄、不同接受能力的患儿及家长进行个性化宣教，并重视各项措施落实的效果，使家长和患儿真正认识到其重要性，自觉参与并坚持不懈地进行功能训练。

参考文献

[1] 张琳琪，王天有．实用儿科护理学 [M]．北京：人民卫生出版社，2018．

[2] 倪鑫，孙宁，王维林．张金哲小儿外科学 [M]．北京：人民卫生出版社，2020．

[3] 张凤云，张琳琪．小儿神经外科护理实用手册 [M]．北京：人民卫生出版社，2020．

[4] 中华医学会小儿外科学分会泌尿外科学组．隐睾诊疗专家共识 [J]．中华小儿外科杂志，2018，39（7）：484-487．

[5] 安琪，李守军．先天性心脏病外科治疗中国专家共识（十二）：先天性冠状动脉异常 [J]．中国胸心血管外科临床杂志，2020，27（12）：1375-1381．

[6] 余雷，鲁巍，桂琳玲．新生儿腹腔镜 Ladd's 术后再手术经验教训 [J]．中华小儿外科杂志，2020，41（9）：794-799．

[7] 陈俊霞，李亚杰．小儿急性肠套叠围手术期中实施临床护理路径的效果分析 [J]．临床研究，2021，29（11）：139-140．

[8] 李森，潘伟华，谈香，等．肛门直肠畸形合并先天性巨结肠 3 例及文献复习 [J]．临床小儿外科杂志，2021，20（2）：161-167．

[9] 詹江华，陈亚军．Kasai 手术与肝移植治疗胆道闭锁的利弊思考 [J]．临床小儿外科杂志，2021，20（2）：101-106．

[10] 刘昊楠，张学军，李多依，等．加速康复外科模式在先天性脊柱侧凸患者围手术期治疗中的应用研究 [J]．临床小儿外科杂志，2021，05：447-452．

[11] 刘伟娇，樊悦．陈晓巍．单、双侧小耳畸形患者心理研究 [J]．中华耳科学杂志．2021.19（3）：442-446．

6